K. Hornig

Funktionelle Stoßwellentherapie

Klaus Hornig

Funktionelle Stoßwellentherapie

Der erfolgreiche Einsatz der Stoßwellentherapie in der manualmedizinischen Praxis

1. Auflage

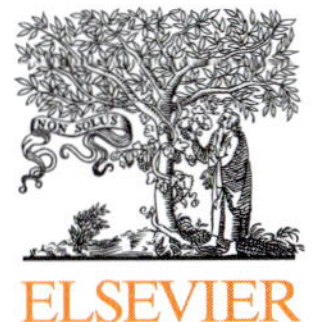

ELSEVIER

Elsevier GmbH, Bernhard-Wicki-Str. 5, 80636 München, Deutschland
Wir freuen uns über Ihr Feedback und Ihre Anregungen an kundendienst@elsevier.com

ISBN 978-3-437-24541-1
eISBN 978-3-437-18353-9

1. Auflage 2022

Wichtiger Hinweis für den Benutzer
Die medizinischen Wissenschaften unterliegen einem sehr schnellen Wissenszuwachs. Der stetige Wandel von Methoden, Wirkstoffen und Erkenntnissen ist allen an diesem Werk Beteiligten bewusst. Sowohl der Verlag als auch die Autorinnen und Autoren und alle, die an der Entstehung dieses Werkes beteiligt waren, haben große Sorgfalt darauf verwandt, dass die Angaben zu Methoden, Anweisungen, Produkten, Anwendungen oder Konzepten dem aktuellen Wissensstand zum Zeitpunkt der Fertigstellung des Werkes entsprechen.
Der Verlag kann jedoch keine Gewähr für Angaben zu Dosierung und Applikationsformen übernehmen. Es sollte stets eine unabhängige und sorgfältige Überprüfung von Diagnosen und Arzneimitteldosierungen sowie möglicher Kontraindikationen erfolgen. Jede Dosierung oder Applikation liegt in der Verantwortung der Anwenderin oder des Anwenders. Die Elsevier GmbH, die Autorinnen und Autoren und alle, die an der Entstehung des Werkes mitgewirkt haben, können keinerlei Haftung in Bezug auf jegliche Verletzung und/oder Schäden an Personen oder Eigentum, im Rahmen von Produkthaftung, Fahrlässigkeit oder anderweitig übernehmen.

Für die Vollständigkeit und Auswahl der aufgeführten Medikamente übernimmt der Verlag keine Gewähr.
Geschützte Warennamen (Warenzeichen) werden in der Regel besonders kenntlich gemacht (®). Aus dem Fehlen eines solchen Hinweises kann jedoch nicht automatisch geschlossen werden, dass es sich um einen freien Warennamen handelt.

Bibliografische Information der Deutschen Nationalbibliothek
Die Deutsche Nationalbibliothek verzeichnet diese Publikation in der Deutschen Nationalbibliografie; detaillierte bibliografische Daten sind im Internet über https://www.dnb.de abrufbar.

22 23 24 25 26 5 4 3 2 1

In ihren Veröffentlichungen verfolgt die Elsevier GmbH das Ziel, genderneutrale Formulierungen für Personengruppen zu verwenden. Um jedoch den Textfluss nicht zu stören sowie die gestalterische Freiheit nicht einzuschränken, wurden bisweilen Kompromisse eingegangen. Selbstverständlich sind **immer alle Geschlechter** gemeint.

Planung: Dr. Barbara Schweighofer, München
Projektmanagement: Martha Kürzl-Harrison, München
Redaktion: Willi Haas, München
Bildredaktion und Rechteklärung: Katja Sieger-Schauer, München
Satz: STRAIVE, Puducherry/Indien
Druck und Bindung: Drukarnia Dimograf Sp. z o. o., Bielsko-Biała/Polen
Umschlaggestaltung: SpieszDesign, Neu-Ulm
Titelfotografie: Autor/Verlag

Aktuelle Informationen finden Sie im Internet unter www.elsevier.de

Geleitwort

Die manuelle Medizin hat sich in Deutschland und einigen Ländern Europas in den vergangenen fünfzig Jahren aus einer anfänglichen durchaus gelenkbezogenen Betrachtung mit Schwerpunkt auf der artikulären Dysfunktion (Blockierung) hin zu einer ganzheitlichen Sichtweise auf den Organismus entwickelt. Hier stehen heute Gelenke, Muskeln, Faszien, Nerven und zentralnervöse und vegetative Regulationsmechanismen im Fokus. Es kam dadurch zu einer umfangreichen Erweiterung der Palette diagnostischer und therapeutischer Verfahren. Exemplarisch genannt seien hier nur z. B. die osteopathische Medizin, die Neuraltherapie und die Akupunktur. Das Wissen darüber, dass sich Muskulatur und Arthron in der Entstehung und Unterhaltung einer „Dysfunktion" wechselseitig beeinflussen, lenkte das ärztliche Interesse auch verstärkt auf das myofasziale System als behandlungsbedürftige und behandelbare Struktur.

Seit über 20 Jahren wird zunehmend die extrakorporale Stoßwellentherapie (ESWT) in der Behandlung des Bewegungsorgans eingesetzt. Auch hier geht die Tendenz zunehmend weg von der Lokalbehandlung („da, wo es weh tut") hin zu einer umfassenden Komplextherapie, begründet sowohl durch das zunehmende Verständnis der Wirkungsweise von Stoßwellen als auch durch die zunehmende Erfahrung einer wachsenden Zahl von Anwendern.

Der Autor (Facharzt für Orthopädie, Zusatzbezeichnung Manuelle Medizin, Physikalische Therapie, Sportmedizin, Diplom-Osteopath DAAO) ist ein erfahrener Manualtherapeut und ärztlicher Osteopath sowie ein Anwender der ESWT der ersten Stunde. Die Verbindung der Manuellen Medizin mit der Muskelbehandlung mittels ESWT stellt die Grundlage der erfolgreichen Behandlung des Bewegungsorgans in seiner orthopädischen Privatpraxis dar. Über die Jahre hat er ein Konzept entwickelt, das in einer Vielzahl von ihm durchgeführten Fortbildungskursen und Workshops, sowohl der Osteopathie als auch der ESWT, auf großes Interesse der Teilnehmer gestoßen ist.

Mit diesem Buch gelingen eine schlüssige Darstellung und eine plastische Illustration des genannten Diagnose- und Therapiekonzeptes, das leicht erlernbar und in der täglichen Praxis gut umsetzbar ist. Kenntnisse in der Manuellen Medizin sind hierbei hilfreich, aber nicht unbedingt Voraussetzung. Bezüglich der Grundlagen der Anwendung der ESWT sei auf das „Praxisbuch Stoßwellentherapie" des Autors (zusammen mit Corry Ulrich) verwiesen.

Aus eigener Kenntnis der beschriebenen Verfahren und meiner über dreißigjährigen Erfahrung mit Patienten in Orthopädie, Unfallchirurgie und Schmerzmedizin kann ich aus grundlagenwissenschaftlichen Aspekten und praktisch-klinischen Betrachtungen ein großes Potenzial in diesen risikolosen und effektiven Methoden erkennen.

Ich wünsche dem Buch eine große, erfolgreiche Verbreitung und dem Autor allzeit gutes Gelingen und frohes Schaffen.

Prof. Dr. med. Hermann Locher
FA Orthopädie und Unfallchirurgie
Präsident der Deutschen Gesellschaft für Manuelle Medizin, DGMM
Präsident der European Scientific Society of Manual Medicine, ESSOMM

Vorwort

Das vorliegende Buch wendet sich an fortgeschrittene Anwender der Stoßwellentherapie, die bereits Erfahrungen gesammelt und möglicherweise einige Ausbildungskurse besucht haben, vielleicht auch das „Praxisbuch Stoßwellentherapie" kennen.

Es soll ihnen dabei helfen, das Indikationsspektrum zu erweitern, in der Anwendung sicherer zu werden, die Ergebnisqualität zu steigern und die ESWT in ein schwerpunktmäßig konservativ ausgerichtetes und manualtherapeutisch/osteopathisch orientiertes Gesamtkonzept zur Behandlung des Bewegungsapparates einzubinden.

Es wird auf die Darstellung der physikalischen und physiologischen Grundlagen sowie der Gerätetechnologie einschließlich der Einstellungsparameter weitestgehend verzichtet, da davon ausgegangen wird, dass der interessierte Leser hierin bei „seinem" Stoßwellengerät bereits grundlegende Kenntnisse und Anwendungserfahrungen erworben hat.

Stattdessen wird der Schwerpunkt darauf gelegt, die für den Behandlungserfolg relevanten Strukturen schnell und sicher zu identifizieren und zu behandeln. Hiermit kann eine rasche Besserung der Beschwerden und geringere Rezidivrate erzielt werden, als dies möglicherweise ohne ein strukturiertes Vorgehen/Konzept möglich wäre.

Das Buch ist in drei Teile gegliedert: Zuerst wird die Vorgehensweise zur schnellen und sicheren Identifikation der zu behandelnden Struktur dargestellt.

Im zweiten Teil werden ausgewählte Beschwerdebilder exemplarisch aufgeführt. Dabei steht die Behandlung ganzer Muskelgruppen und deren Reihenfolge im Mittelpunkt. Für den Interessierten und manualmedizinisch/osteopathisch Ausgebildeten wird in diesem zweiten Abschnitt der direkte Bezug zu Dysfunktionen bzw. „Blockierungen" des Bewegungsapparates hergestellt. Die Behandlungsweise isolierter Muskeln ist wiederum anderen Quellen zu entnehmen (z. B. dem „Praxisbuch Stoßwellentherapie") bzw. wird als bekannt vorausgesetzt.

Im dritten Teil werden in Tabellenform der funktionelle Einfluss relevanter Muskeln auf Dysfunktionen („Blockierungen") des Skeletts und umgekehrt, die jeweilige Position innerhalb muskulärer Verkettungen und die Begleitpathologien dargestellt. So kann die Behandlung unter Berücksichtigung der jeweiligen wechselseitigen Beziehungen zueinander in einem Gesamtkonzept unter Einbeziehung anderer Therapieformen erfolgen.

Saarbrücken, im Frühjahr 2022
Dr. Klaus Hornig

Abkürzungen

ABD	Abduktion
AR, ARO	Außenrotation
CMD	kraniomandibuläre Dysfunktion
ECHR	Epicondylitis humeroradialis
ERS	Extension/Rotation/Seitneige
ESWT	extrakorporale Stoßwellentherapie
FRS	Flexion/Rotation/Seitneige
HWK	Halswirbelkörper
HWS	Halswirbelsäule
IR	Innenrotation
ISG	Iliosakralgelenk
L	Lendenwirbel
LA	Lokalanästhetikum
LatTrP	latenter Triggerpunkt
LL	Laterallinie
Lig./Ligg.	Ligament/e
LWK	Lendenwirbelkörper
M./Mm.	Muskel/n
MFK	Mittelfußknochen
MfTrP	myofaszialer Triggerpunkt
min	Minuten
MTrP	Muskeltriggerpunkt
NSR	Neutraldysfunktion/Seitneige/Rotation
OFL	oberflächliche Frontallinie
ORAL	oberflächliche rückwärtige Armlinie
ORL	oberflächliche Rückenlinie
OVAL	oberflächliche vordere Armlinie
PIR	postisometrische Relaxation
PRT	periradikuläre Therapie
RM	Rotatorenmanschette
S	Sakralwirbel
SG	Sprunggelenk
SIAS	Spina iliaca anterior superior
SIPS	Spina iliaca posterior superior
SL	Spirallinie
SSB	sphenobasiläre Synchondrose
TENS	transkutane Elektroneurostimulation
TEP	Totalendoprothese
TFL	tiefe Frontallinie
Th	Thorakalwirbel
TRAL	tiefe rückwärtige Armlinie
TVAL	tiefe vordere Armlinie
VLS	Vorlaufstrecke
WK	Wirbelkörper
WS	Wirbelsäule

Abbildungsnachweis

Der Verweis auf die jeweilige Abbildungsquelle befindet sich bei allen Abbildungen im Werk am Ende des Legendentextes in eckigen Klammern. Alle nicht besonders gekennzeichneten Grafiken und Abbildungen © Elsevier GmbH, München.

L138	Martha Kosthorst, Borken
L138; L320	Martha Kosthorst, Borken; Harald Hornig, Filderstadt
K420	Lennard Hornig, Filderstadt
M1092	Dr. Klaus Hornig, Saarbrücken
G461–001	Myers, T. W.: Anatomy Trains. Myofascial Meridians for Manual & Movement Therapists, 4th edition. Elsevier 2021

Fehler gefunden?

An unsere Inhalte haben wir sehr hohe Ansprüche. Trotz aller Sorgfalt kann es jedoch passieren, dass sich ein Fehler einschleicht oder fachlich-inhaltliche Aktualisierungen notwendig geworden sind.

Sobald ein relevanter Fehler entdeckt wird, stellen wir eine Korrektur zur Verfügung. Mit diesem QR-Code gelingt der schnelle Zugriff.

https://else4.de/978-3-437-24541-1

Wir sind dankbar für jeden Hinweis, der uns hilft, dieses Werk zu verbessern. Bitte richten Sie Ihre Anregungen, Lob und Kritik an folgende E-Mail-Adresse: kundendienst@elsevier.com

Inhaltsverzeichnis

A Grundlagen

KAPITEL

1 Einleitung

Als Arzt stößt man regelmäßig an Grenzen, die man zu überwinden versucht, um seinen Patienten eine bessere Lösung für ihre Probleme anbieten zu können. In meinem Fachgebiet, der Orthopädie, hatte ich das Gefühl, nach der chirotherapeutischen Ausbildung eine Menge mehr im Werkzeugkoffer zu haben als nach der Facharztausbildung an einer Universitätsklinik. Und doch gab es auch immer wieder Situationen, die ich damit nicht lösen konnte. Also suchte ich nach weiteren Techniken, um immer mehr relevante Situationen erkennen und beheben zu können. Durch die Ausbildung zum Osteopathen öffnete sich dann eine Tür zu einem riesigen neuen Raum. Doch auch dieser hatte irgendwann ein Ende, an dem man vor einer neuen Wand steht. Ich erkannte dann, dass viele der mit meinen bisherigen Mitteln nicht beherrschbaren Situationen durch Zustände in der Muskulatur und im faszialen System verursacht und unterhalten werden, die unter verschiedenen Bezeichnungen bekannt sind. Am weitesten verbreitet ist gegenwärtig der Ausdruck **myofaszialer Triggerpunkt.**

Ich begann, diese Punkte mittels Nadelungstechniken (dry needling, Injektion von LA) zu behandeln, und in der Folge lösten sich bisher unüberwindlich erscheinende Zustände, Dysfunktionen („Blockierungen") verschwanden spontan oder ließen sich viel einfacher behandeln. Allerdings bergen Nadelungstechniken z. T. auch Risiken bzw. unerwünschte Wirkungen und sind durch die Vielzahl der zu behandelnden Punkte limitiert.

Zu dieser Zeit kamen in Deutschland die ersten mobilen Stoßwellengeräte auf den Markt. Ich entdeckte, dass das Verfahren für meine Zwecke ideal war. Es stellt eine nahezu nebenwirkungs- und komplikationslose Therapiemethode für die Muskulatur dar und ist im Umfang der Behandlung fast unbeschränkt.

In den folgenden Jahren gelang es mir, die ESWT immer mehr in mein Behandlungskonzept des Bewegungsapparates einzubinden, sodass sie inzwischen den zentralen Punkt bei der Therapie meiner Patienten darstellt. Gerade in Kombination mit der Manualmedizin können z. T. erhebliche Behandlungserfolge erzielt werden.

Durch langjährige Ausbildertätigkeit in der Osteopathie und Stoßwellentherapie habe ich erfahren, dass ein großes Interesse an diesem therapeutischen Ansatz besteht, es aber bisher nur sehr wenig Literatur darüber gibt. Dies war der Anlass dafür, eine Darstellung zu finden, die es dem Anwender erlaubt, schnell und sicher die entscheidenden Strukturen zu identifizieren und mit der Kombination aus ESWT und Manualmedizin erfolgreich zu behandeln.

Das vorliegende Buch soll Anwendern, die über Vorkenntnisse in der Manualmedizin und/oder osteopathischen Medizin verfügen und die Stoßwellentherapie in der täglichen Praxis einsetzen, eine Hilfestellung sein, um beide Verfahren sinnvoll miteinander zu verknüpfen und somit erfolgreicher in beiden Feldern zu werden, da sich beide sehr gut ergänzen.

Durch diese Sichtweise wird die Therapie mittels ESWT von der rein lokalen Anwendung „da, wo es weh tut" zu einem weit umfassenderen Einsatz ausgeweitet.

Die technischen und physiologischen Grundlagen der Wirkungsweise der ESWT werden in diesem Werk nicht dargestellt. Sie sind umfassend in der entsprechenden Literatur (z. B. „Praxisbuch Stoßwellentherapie") dargestellt. Ihre Kenntnis kann bei regelmäßigen Anwendern der ESWT vorausgesetzt werden. Detaillierte Angaben zur Einstellung der Geräteparameter und zur Lagerung der Patienten sowie zum Ablauf der Behandlung können ebenfalls dem vorgenannten Werk entnommen werden.

Genauso wenig erhebt das Buch den Anspruch einer alles umfassenden Darstellung der Anwendung der Stoßwellentherapie. Es ist vielmehr als Denkanstoß zu deren erweiterten Einsatz gedacht und soll den Leser dazu anregen, eigene Konzepte weiterzuentwickeln.

Die biomechanischen Verhältnisse werden ebenfalls in einer vereinfachten Form dargestellt, die jedoch ausreicht, um daraus schlüssige diagnostische und therapeutische Vorgehensweisen zu entwickeln, die auch der manualtherapeutisch weniger versierte Anwender nachvollziehen kann. Detailliertere Darstellungen können wiederum der entsprechenden Literatur entnommen werden.

Schwerpunkte dieser Publikation sind das **Warum** und das **Wo** der Therapie mit der ESWT, weniger das **Wie.**

KAPITEL

2 Grundgedanken

Obwohl die ESWT (extrakorporale Stoßwellentherapie) mittlerweile seit einigen Jahren erfolgreich zur Therapie des Bewegungsapparates einsetzt wird, stößt man immer wieder an Grenzen. Behandlungserfolge sind nur ungenügend oder bleiben aus bzw. es treten Rezidive auf. Es genügt eben nicht, ein sehr erfolgreiches technisches Verfahren zur Verfügung zu haben, auch der Umgang damit sollte auf hohem Niveau erfolgen.

Ursachen für den ausbleibenden Behandlungserfolg können sein:

- Die auslösende und unterhaltende statische Belastungssituation besteht weiter.
- Es existiert weiterhin ein spannungsunterhaltender Faktor, z. B. bei einer persistierenden radikulären Symptomatik oder in Form eines viszerosomatischen Reflexgeschehens oder einer CMD (kraniomandibulären Dysfunktion).
- **Nicht identifizierte, latente Triggerpunkte** haben weiterhin einen „Fern-“Einfluss auf die symptomatische Körperregion.

Die beiden erstgenannten Faktoren müssen erkannt und mit „klassischen“ orthopädischen, internistischen oder zahnmedizinischen Mitteln ausgeschaltet werden, dann kann die erneute ESWT-Therapie erfolgreich durchgeführt werden. Ein Fokus dieses Buches liegt auf dem Aufspüren und der Ausschaltung der dem Patienten und Behandler zunächst nicht bekannten, latenten Triggerpunkte.

Bei der Behandlung von MfTrPs ist zunächst ein vereinfachtes Vorstellungsmodell hilfreich:

- **Myofasziale Triggerpunkte** können sich von ihrer Ursache „entkoppeln“ und persistieren auch nach deren erfolgreicher Behandlung (z. B. Wurzelreizsyndrom).
- **Aktive Triggerpunkte** verursachen in erster Linie Schmerzen.
- **Latente Triggerpunkte** sind hauptsächlich für eine muskuläre Verkürzung verantwortlich.

Als nächste Voraussetzung für eine erfolgreiche Triggerpunktbehandlung ist eine modellhafte Vorstellung der **muskulären und faszialen Verbindungen** („Verkettungen“) erforderlich. Die Muskulatur und die sie umhüllenden und durchsetzenden faszialen Strukturen bilden eine den ganzen Körper durchdringende Entität, über die sich Kräfte fortleiten, wobei sie bestimmte, definierbare „Vorzugsrichtungen“ einschlagen. Als Teil dieses Komplexes wirkt die durch MfTrPs verkürzte Muskulatur als Quelle oder Übertragungsmedium dieser Kräfte, die lokal oder an anderer Stelle in der „Verkettung“ effektiv werden können, um dort die beklagte Symptomatik hervorzurufen. Den muskulären (z. T. auch den faszialen) Anteil, insbesondere die MfTrPs, können wir mit der ESWT sehr effektiv therapieren.

In diesem Zusammenhang hat sich das Konzept von Th. W. Myers (Anatomy Trains) als schnell erlernbar, schlüssig und sehr gut in der täglichen Praxis umsetzbar erwiesen. Außerdem bestehen deutliche Überschneidungen z. B. mit den Meridianen der chinesischen Körperakupunktur. Myers Darstellung bezieht sich jedoch nur auf die longitudinalen Beziehungen der Strukturen zueinander (➤ Abb. 2.1). Andere Konzepte wurden z. B. auch von Carla Stecco oder Robert Schleip publiziert.

Zusätzlich ist es erforderlich, eine Vorstellung der transversalen Beziehungen von Muskeln zueinander zu haben, die sogenannte Antagonistenpaarung (➤ Abb. 2.2).

Aus den vorgenannten Prinzipien kann folgendes Modell abgeleitet werden: Ein unerkannter latenter Triggerpunkt übt einen dauernden Zug auf einen oder mehrere Muskeln aus, die in einer longitudinalem oder transversalen Verkettungsbeziehung zu ihm stehen. Dies führt in diesem(n)

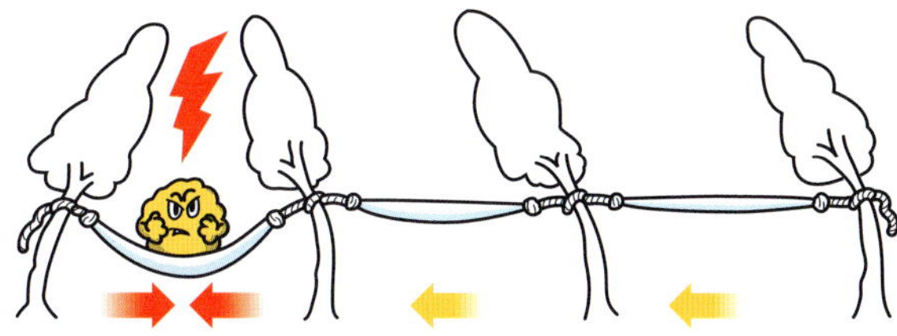

a

b

Abb. 2.1 Longitudinale Verkettung: a) aktiver MfTrP in einem verkürzten Muskel, b) aktiver MfTrP in einem verlängerten Muskel [L138; L320]

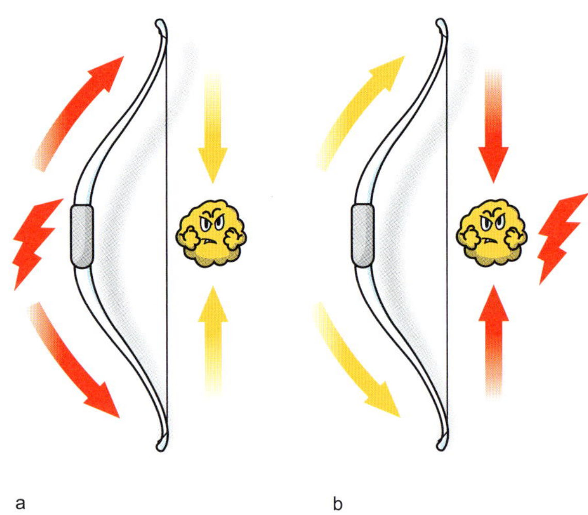

Abb. 2.2 Antagonistenpaarung: a) aktiver MfTrP im verkürzten Muskel, b) aktiver MfTrP im verlängerten Partner [L138; L320]

zu einer Triggerpunkt(wieder-)entstehung oder zu einer Unterhaltung von Triggerpunkten, sog. **Sekundärtrigger.**

Wenn durch manualmedizinische Untersuchungstechniken festgestellt wird, wo sich dieser latente Triggerpunkt befindet, kann er als Entstehungsfaktor für das dem Patienten subjektiv spürbare Problem ausgeschaltet werden.

Der – zeitlich gesehen – **erste Triggerpunkt** in einer muskulären Kette, häufig ein latenter Punkt, wird diesen Muskel **verkürzen.** Alle anderen, nachfolgend in der Verkettung und historisch später entstandenen Triggerpunkte befinden sich eher in einem **verlängerten Muskel,** bezogen auf die später genannten Schlüsselregionen (longitudinal) bzw. auf die Mittelstellung eines Gelenkes (transversal).

MERKE

Ein aktiver Triggerpunkt in einem **verkürzten** Muskel ist mit großer Wahrscheinlichkeit auch der primäre Triggerpunkt und kann erfolgreich mit der ESWT behandelt werden.

Ein Triggerpunkt in einem **verlängerten** Muskel ist wahrscheinlich ein sekundärer oder Satellitentrigger, der rezidivieren wird, solange der Primärtrigger nicht neutralisiert werden kann.

Der fast reflexartige Hinweis von Therapeutenseite, ein schmerzhafter, verlängerter und abgeschwächter Muskel müsse „auftrainiert“ werden, wird in diesen Fällen nicht zum Erfolg, im Gegenteil sogar eher zur Beschwerdeverstärkung führen, da er gegen einen unüberwindbaren Widerstand arbeiten muss, während er selbst einer Hemmung unterliegt (➤ Kap. 3).

Der Behandlungserfolg der ESWT-Therapie am Bewegungsapparat wird sich bei Beachtung dieser Gesichtspunkte dramatisch erhöhen können. Ein guter Teil der unbefriedigenden Ergebnisse der ESWT-Behandlung, und damit auch das stellenweise schlechte Licht, das auf dieses Verfahren geworfen wurde (ineffektiv, schmerzhaft, teuer, d. h. „Abzocke“), kann somit vermieden werden.

Berücksichtigen wir also diese Gedanken bei unserer Diagnostik und Therapie, ergibt sich bei der Muskelbehandlung folgendes grundsätzliches Schema (➤ Abb. 2.3).

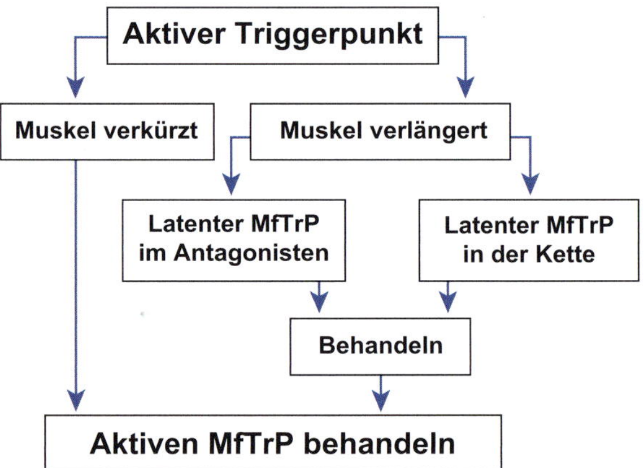

Abb. 2.3 Allgemeiner Behandlungsalgorithmus bei MfTrP [L138]

KAPITEL

3 Einfluss myofaszialer Triggerpunkte auf die Muskel- und Sehnenfunktion

Ein myofaszialer Triggerpunkt ist rein anatomisch gesehen ein winziger Anteil einer insgesamt großen Muskelmasse. Tatsächlich ist er lediglich im Elektronenmikroskop und in der Elastografie direkt darstellbar. Dennoch entwickelt ein Muskel mit myofaszialen Triggerpunkten eine erhebliche Kraft, sich z. B. einer passiven Dehnung zu widersetzen. Diese kann nicht nur aus der geringen Anzahl betroffener Fasern resultieren. Vielmehr ist ein Einfluss auf die nicht unmittelbar betroffenen Muskelanteile erforderlich, die dann diese Kraft entwickeln.

Die Verkürzung des betroffenen Muskels und die neurophysiologischen Auswirkungen beeinflussen andere, anatomisch und funktionell mit ihm in Verbindung stehende Muskeln (➤ Kap. 2):

- Muskeln in der **longitudinalen** myofaszialen Kontinuität (muskuläre Kette)
- Antagonistisch wirkende Muskeln (**transversale** Wechselwirkung)

Der Muskel selbst wird geschwächt, da er einer autologen Hemmung (Inhibition) unterliegt. Über hemmende Interneurone kann er außerdem die antagonistische Muskulatur schwächen (➤ Abb. 3.1, ➤ Abb. 3.2, ➤ Abb. 3.3).

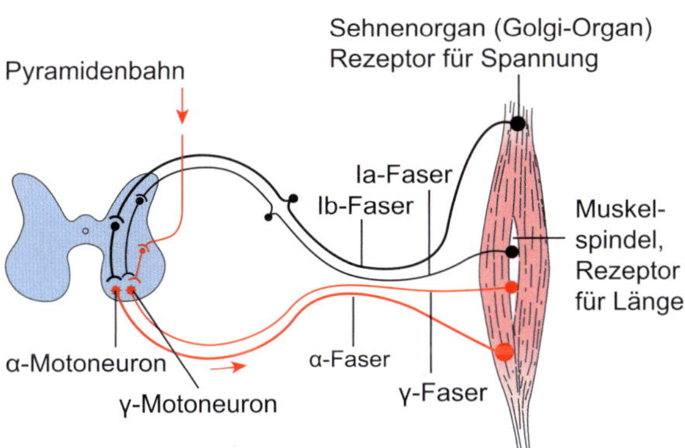

Abb. 3.1 Autologe Hemmung eines Muskels mit MfTrPs durch Afferenzen der Muskelspindel und des Golgi-Organs, monosegmental [L138; L320]

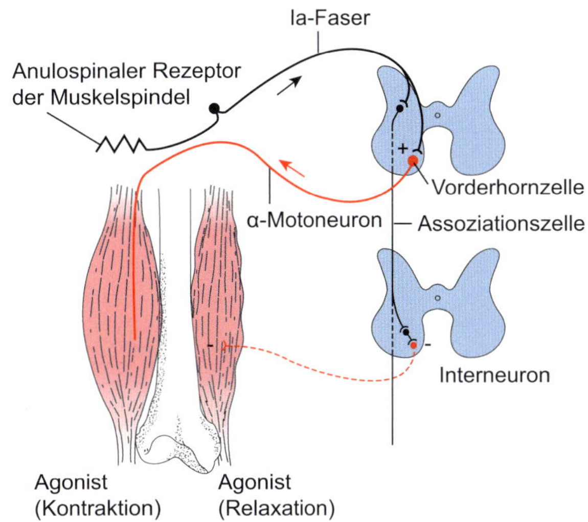

Abb. 3.2 Hemmung des Antagonisten durch Afferenzen über die Ia-Fasern, polysegmental/polysynaptisch [L138; L320]

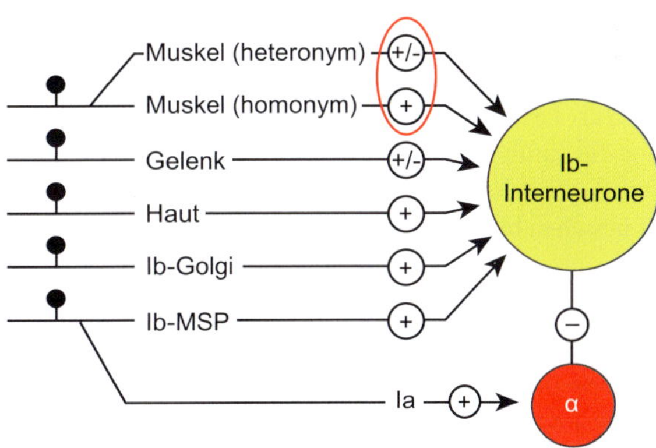

Abb. 3.3 Zusammenfassende Darstellung der Einflüsse auf das Alpha-Motoneuron eines Muskels: aus dem homonymen Muskel aktivierender Input auf das hemmende Interneuron mit der Folge einer Abschwächung, aus dem heteronymen Muskel sowohl aktivierende als auch hemmende Einflüsse möglich, hier also auch mit dem Resultat einer Tonussteigerung. [L138; L320]

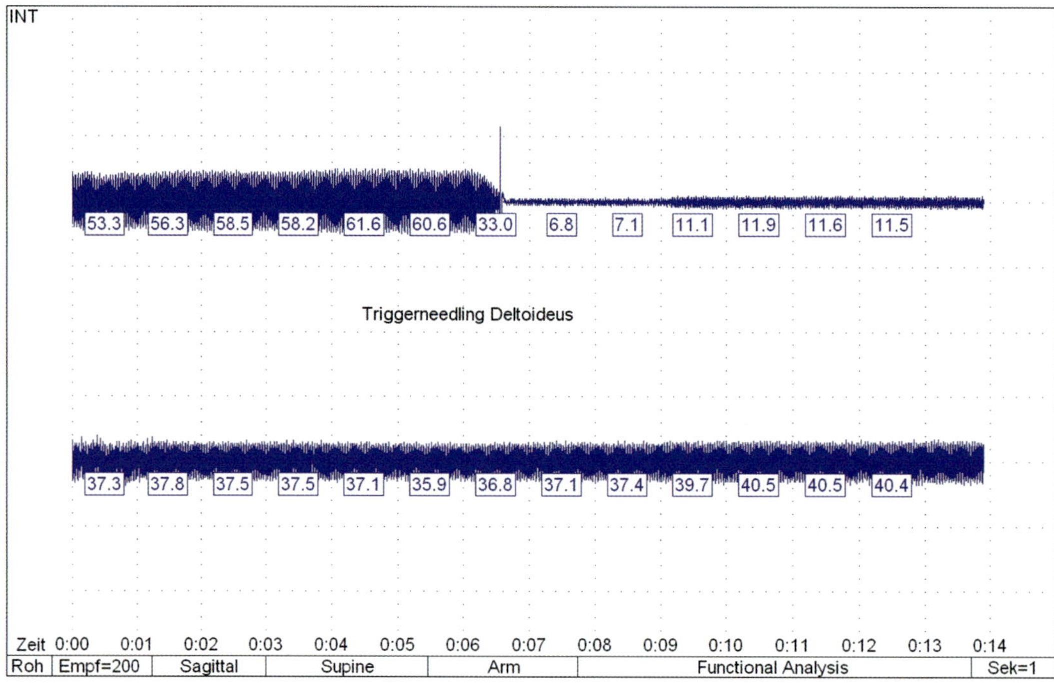

Messintervall - 13.0 Sekunden

Rechts Unterarmextensoren	Avg= 38.3 uV	54 %
Rechts Unterarmflexoren	Avg= 32.5 uV	46 %

Abb. 3.4 Einfluss des aktiven MfTrPs im M. deltoideus auf die Unterarmextensoren (Sekundärtrigger in der ORAL), dargestellt im Oberflächen-EMG; nach Dry Needling unmittelbare Minderung der Amplitude der Extensorenmuskulatur des Handgelenks (oben) [M1092]

Ein MfTrP kann bereits nach kurzer Zeit die Entstehung weiterer MfTrPs (Satelliten-/Sekundärtrigger) hervorrufen (➤ Abb. 3.4).

In der kontrahierten Muskelfaser wird der Energieträger ATP zur Lösung der Aktin-Myosin-Verbindung benötigt. Ohne die Zufuhr von ATP ist der Muskel „ganz entspannt verspannt", d. h., die Kontraktion kann unbehandelt über lange Zeit bestehen bleiben.

MERKE

Ein unbehandelter MfTrP kann über lange Zeit bestehen bleiben und seine Umgebung beeinflussen, indem weitere MfTrPs entstehen. So breitet sich das Geschehen aus.

3.1 Auswirkungen dauerhaft verkürzter Muskeln

Dauerhaft verkürzte Muskeln üben einen permanenten Zug auf die Übergangszonen ihrer Sehnen aus (muskulotendinös und tendoossär). Diese Bereiche bleiben jedoch nur beschwerdefrei, wenn ein Wechsel zwischen Be- und Entlastung stattfinden kann. Ein mit MfTrPs belasteter Muskel (aktive oder latente MfTrPs) lässt dies jedoch aufgrund seiner Verkürzungssituation auch in Ruhe nicht zu. Diese Situation begünstigt also die Entstehung von (Insertions-)Tendinopathien, erschwert deren Therapie und fördert die Rezidiventwicklung. Auch eine primär durch Überlastung entstandene Sehnenpathologie wird bei längerer Dauer die Entstehung von MfTrPs nach sich ziehen, die dann die geschilderte Wirkung haben. Daher ist es unabdingbar, bei (Insertions-) Tendinopathien die mit der Sehne in Verbindung stehende Muskulatur auf aktive und vor allem latente MfTrPs zu untersuchen und diese auszuschalten.

Typischerweise ist dies bei folgenden Beschwerdebildern der Fall:

- Epicondylopathia humeri lateralis und medialis
- Patellaspitzensyndrom
- Tendinitis und Peritendinitis achilleae

Die ESWT eignet sich sehr gut zur Behandlung beider Problemareale, z. B. in der Kombination: Therapie der Sehne mit fESWT oder speziellem Sehnenapplikator der rESWT, Muskelbehandlung mittels rESWT.

MERKE

Bei Sehnenbeschwerden sollte immer auch die abhängige Muskulatur auf MfTrPs untersucht und entsprechend behandelt werden.

3.2 Latente Triggerpunkte

Während aktive MfTrPs leicht zu identifizieren und, dank der technischen Möglichkeiten der ESWT, leicht zu behandeln sind, stellen die sogenannten „latenten" Triggerpunkte ein weitaus größeres Problem dar. Falls sie nicht identifiziert und behandelt werden, sind sie die Ursache für einen erheblichen Teil der Rezidive nach einer Triggerpunkttherapie und verantwortlich für ein vermeintliches Therapieversagen (aus Patientensicht und schlimmstenfalls auch aus Therapeutensicht, wenn dieser sich das Nichtansprechen der Behandlung nicht erklären kann).

Grob vereinfacht kann man die (Haupt-)Wirkung der MfTrPs folgedermaßen beschreiben:

- **Aktiver Triggerpunkt:** primär schmerzverursachend, erst in zweiter Linie muskelverkürzend, oftmals aber auch in einem verlängerten Muskel bestehend.
- **Latenter Triggerpunkt:** primär muskelverkürzend, erst nach Aktivierung durch geeigneten Stimulus schmerzverursachend.

Ein durch latente Triggerpunkte verkürzter Muskel kann durch persistierenden Stress sowohl an seinen Antagonisten als auch an der in Reihe gelegene Muskulatur (muskuläre Kette) aktive MfTrPs (Sekundärtrigger) erzeugen und diese – nach deren Ausschaltung – erneut aufbauen. Somit ist es vorrangig, eventuell vorliegende latente MfTrPs im Kontext einer Behandlung zu identifizieren und zu therapieren.

Die verkürzten Muskeln, die mechanischen Einfluss auf die symptomatische Region des Bewegungsapparates haben, müssen identifiziert werden. Dies kann durch die bekannten Verkürzungstests der einzelnen Muskeln (z. B. nach Janda) oder durch die Beurteilung der Position und des Verhaltens der sogenannten Landmarken (oder Schlüsselregionen, ➤ Kap. 6) während der Untersuchung erfolgen. Dabei liegt folgende Fragestellung zugrunde: Verhält sich ein Muskel bzw. die anatomische Position einer oder mehrerer Landmarken so, wie **bei normaler Funktion zu erwarten** wäre, oder nicht? Entspricht die Position einer Landmarke oder Schlüsselregion **nicht** der erwarteten, ist nach dem **auslenkenden Moment** zu suchen und dieses **primär** zu therapieren.

MERKE

Dieses Prinzip ist das zentrale Element des diagnostischen Vorgehens. **Jede Abweichung vom Erwarteten sollte direkt zu einer weiteren Suche nach dem ursächlichen Element führen!**

MERKE

Latente MfTrPs stellen diagnostisch das größere Problem dar als aktive MfTrPs. Therapeutisch können sie jedoch von größter Bedeutung sein. Sie sollten identifiziert, bezüglich ihrer Relevanz eingeschätzt und möglichst ausgeschaltet werden.

KAPITEL

4 Muskellänge und manualmedizinische Dysfunktion

Die Verkürzung einer muskulären/bindegewebigen Strecke führt zu einer Annäherung von Ursprung und Ansatz. Mögliche Ursachen sind:

- Tonuserhöhung
- Vorliegen von Triggerpunkten
- Bindegewebige Umgestaltung von Muskeln
- Elastizitätsverlust der Faszien durch Verdichtung der kollagenen Strukturen

Je nachdem, welche dieser Regionen mobil ist (punctum fixum bzw. punctum mobile), kommt es zur Positionsveränderung der knöchernen Strukturen gegenüber ihrer Nachbarschaft, mit der sie in einem funktionellen Zusammenhang stehen. Dies kann in einer reversiblen Funktionsstörung, der manualmedizinischen Blockierung oder osteopathischen Läsion, resultieren.

Falls die Ursache für die Dysfunktion in der Muskulatur liegt, zeigt diese sich meist unbeeindruckt von der Behebung der „Blockierung" und die Funktionsstörung z. B. eines Wirbels oder einer Gruppe von Wirbeln rezidiviert. Dann ist es erfolgversprechend, die betroffene Muskulatur oder Faszienstrecke **vor** der Dysfunktion, z. B. mittels ESWT, zu behandeln.

Ist die Dysfunktion wahrscheinlich Ursache der Spannungserhöhung in einer Muskelkette, ist es hilfreich, diese **zuerst** zu beseitigen und **dann** die Muskelbehandlung mittels ESWT durchzuführen.

MERKE

Bei rezidivierenden „Blockierungen" besteht immer der Verdacht, dass die Ursache nicht im betroffenen Segment oder Gelenk liegt, sondern primär die damit in Verbindung stehende Muskulatur verantwortlich ist. Eine Ausnahme stellen die viszerosomatischen Einflüsse dar (➤ Kap. 7).

Um zu unterscheiden, ob eine Dysfunktion die Ursache oder die Folge einer Muskelverkürzung ist, hilft ein einfaches Gedankenkonstrukt weiter: Aufgrund unserer anatomischen Kenntnisse haben wir eine gewisse Vorstellung davon, wie sich Ursprung und Ansatz eines Muskels verhalten müssten, wenn sich dieser verkürzt (z. B. aufgrund einer Tonuserhöhung). Finden wir diese Annahme untersuchungstechnisch bestätigt, können wir zunächst davon ausgehen, dass die Problematik ihre Quelle im entsprechenden **Muskel** hat und diesen **zuerst** behandeln. In der Folge sollte sich die Position von Ursprung und Ansatz „normalisieren".

Entspricht die Stellung der Referenzpunkte jedoch nicht unserer primären Annahme, sollte das zu weiterer Diagnostik z. B. an den Wirbeln oder anderen „Schlüsselregionen" (➤ Kap. 6) führen. Meist ist es dann erfolgversprechender, **zuerst** die ursächliche **Dysfunktion** oder auch deren unterhaltende Faktoren zu behandeln und erst anschließend die ESWT-Therapie der symptomatischen Muskulatur durchzuführen.

Beispiel

Symptomatik im M. levator scapulae

Die Scapula folgt als eine der Ansatzstrukturen des Muskels seiner Zugrichtung und zeigt ein Listening in Richtung kranial/medial/IR. Der andere Ansatz an z. B. C1 lenkt diesen jedoch nicht wie erwartet in eine non-neutrale Dysfunktion ERS aus, sondern weist eine NSR-Dysfunktion mit Seitneigekomponente zur Gegenseite auf (➤ Kap. 6). Folglich liegt die Ursache hierfür möglicherweise in einem verkürzten M. obliquus capitis superior der Gegenseite, was ursprünglich eine Entfernung von Ursprung und Ansatz des M. levator scapulae bedingte. Dies wiederum war möglicherweise ein relevanter Ko-Faktor zur Ausprägung der aktiven MfTrPs dort. Letztendlich ist die Ursache des Problems auch in der Kaumuskulatur i. S. einer CMD zu suchen.

Die segmentale Dysfunktion im Bereich der BWS und LWS stellt einen Sonderfall dar. Hier ist oftmals allein durch die Art der Dysfunktion ersichtlich, ob es sich um eine ursächliche oder abhängige Dysfunktion handelt.

Neutrale Typ-1-Dysfunktionen nach Fryette, die oft auch in Gruppen oder als Seriendysfunktion auftreten, sind in der Regel Kompensation oder Resultat einer Tonuserhöhung und daher nachrangig zu therapieren. Beispiele hierfür sind die LWS bei MfTrPs im M. quadratus lumborum oder die BWS bei Dysfunktionen der Rippen-Wirbel-Gelenke.

Viszerosomatische Afferenzen aus dem Brust- oder Bauchraum führen typischerweise zu **non-neutralen Typ-2-Dysfunktionen** nach Fryette, sind also ursächlich und demzufolge primär zu behandeln. Auch deren (internistische) Ursache sollte behandelt werden, um Rezidive zu vermeiden.

Monosegmentale Typ-2-Dysfunktionen der BWS bedingen eher eine Rippen-Dysfunktion im Segment, während primäre Rippen-Dysfunktionen eher eine Typ-1-Dysfunktion der BWS zur Folge haben.

MERKE

Typ-1-Dysfunktionen nach Fryette sind oft Kompensationen oder Adaptationen als Reaktion auf Längenänderung der Muskulatur und von diesen abhängig, also **nach der Muskelbehandlung** zu therapieren

Typ-2-Dysfunktionen, v. a. der BWS und LWS, sind oft Ausdruck eines viszerosomatischen Reflexgeschehens oder einer anders gearteten Fazilitation eines Segmentes und idealerweise **vor der Muskulatur zu behandeln.**

Auch bei Dysfunktionen der Mittelfußknochen (MFK) lässt sich ein ursächlicher Zusammenhang zu konsekutiven Positionsänderungen des Iliums im Sinne coxofemoraler Ante- bzw. Retroversion feststellen: Innenrotations-Dysfunktionen der MFK bedingen ein gleichseitiges Ilium anterior, Außenrotations-Dysfunktionen ein Ilium posterior (➤ Kap. 6).

Im Falle eines Ilium anterior wird aufgrund des Verlaufs der iliolumbalen Bänder L4 in eine gleichseitige FRS-Dysfunktion „mitgenommen", bei einem Ilium posterior dagegen L5 in eine gleichseitige ERS-Dysfunktion. Beide Dysfunktionstypen sollten unmittelbar den Verdacht auf eine solche coxofemorale Rotationsbewegung aufkommen lassen, die dann **vor** der Manipulation des Segmentes behoben werden sollte.

MERKE

Verkürzte Muskeln mit aktiven oder latenten MfTrPs widersetzen sich dem Versuch einer Längsdehnung. Hierdurch können latente MfTrPs zusätzlich aktiviert werden und die Schmerzsymptomatik noch verstärken. Dies kann bereits ein bedeutender anamnestischer Hinweis sein, der dazu veranlasst, zunächst die Triggerpunktbehandlung durchzuführen. Im Anschluss kann die Längsdehnung der Muskulatur erfolgreich sein.

KAPITEL

5 Diagnostische Grundprinzipien

Folgende Methoden werden zur Diagnostik (in dieser Reihenfolge) angewandt:

1. Position der diagnostischen Schlüsselregionen im Stehen und Liegen inspektorisch und palpatorisch ermitteln.
2. Passive Funktionsprüfung (z. B. auch Verkürzungstests nach Janda).
3. Aktive Funktionsprüfung.
4. (Lokales) Listening: Palpation des intrinsischen Gewebszugs durch flach aufgelegte Hand des Untersuchers mit Auflagedruck entsprechend dem Eigengewicht der Hand (osteopathische Untersuchungstechnik).
5. Inhibition: osteopathische Technik aus dem „Mechanical Link" nach Chaffour, PINS (progressive inhibition of neuromuscular structures).
6. Provokation des Triggerpunktes manuell oder mittels ESWT.

Dabei können die Stufen 4 und 5 abhängig von den Vorkenntnissen des Untersuchers auch ausgelassen werden. Sie stellen jedoch ein sehr hilfreiches diagnostisches Mittel dar, das mit einiger Übung leicht und v. a. sehr schnell umzusetzen ist.

Ausgehend von der Vorstellung, dass ein Muskel, der in einer longitudinalen oder transversalen Verkettung eingegliedert ist, durch die Ausbildung eines Triggerpunktes **als erster** eine Verkürzung auf Kosten der übrigen Kette ausbildet, gilt es zunächst, unabhängig davon, ob ein aktiver oder latenter Triggerpunkt vorliegt, diesen Muskel zu identifizieren und zu behandeln. Durch seine Verkürzung belastet er Antagonisten und/oder Synergisten, die dann ebenfalls zur Ausbildung von Triggerpunkten angeregt werden.

Oftmals ist dieser **erste Triggerpunkt** latent, also für Patient und Untersucher zunächst nicht offensichtlich. Er ist aber sehr häufig die **Ursache** für einen Misserfolg oder für Rezidive bei der Behandlung aktiver Triggerpunkte durch die ESWT.

Man vergleicht also die durch o. g. Verfahren ermittelte Position/Gewebszugrichtung mit der erwarteten (nach kranial/medial) und sucht, falls diese nicht identisch sind, nach dem auslenkenden Muskel (in der longitudinalen oder transversalen Verkettung). Durch Inhibition kann die korrekte Identifikation bestätigt werden. Diese Überprüfung findet zuerst in stehender, dann in liegender Position des Patienten statt, um einmal mit und einmal ohne posturale Einflüsse die Zugrichtung des Gewebes zu ermitteln.

Nach Identifikation und ausreichender Behandlung des verantwortlichen Muskels wird man feststellen, dass der Gewebszug und die entsprechende Schlüsselregion (➤ Kap. 6) sofort in die richtige Richtung bzw. Position „einschwenken".

Anschließend kann der symptomatische aktive Triggerpunkt erfolgreich behandelt werden.

Beispiel

Einer der häufigsten und bekanntesten „aktiven" MTrPs (Muskeltriggerpunkt) befindet sich im M. trapezius pars descendens. Oftmals ist seine Pathologie (Nacken-/Kopf-/Schulter-/Armschmerzen) nach entsprechender Behandlung verschwunden. Häufig rezidiviert die Symptomatik jedoch. Anstatt zum wiederholten Male (ab der dritten oder vierten erfolglosen Therapie sollte man eine Neueinschätzung vornehmen) denselben Triggerpunkt zu therapieren, sollte man spätestens jetzt die Situation genauer analysieren.

Situation 1

Die Scapula steht im Vergleich zur Gegenseite kranialer, im Angulus superior medialisiert und über eine sagittale Achse **nach medial rotiert.**

Diese Position wird vom verkürzten M. trapezius pars descendens verursacht. Es ist also anzunehmen, dass sich der primäre MTrP in diesem Muskel befindet. Die Behandlung kann sich auf diesen Muskel konzentrieren, möglicherweise muss er wiederholt behandelt werden, um alle MTrPs auszuschalten (ggf. Überprüfung der Innervationssituation, z. B. zervikale Radikulopathie).

Situation 2

Die Scapula befindet sich, entgegen der Erwartung, in der folgenden Position: im Vergleich zur Gegenseite tiefer stehend, im Angulus inferior medialisiert und in der Gesamtheit **nach lateral rotiert.**

Diese Position wird von einer verkürzten Pars ascendens vorgegeben. Hier ist ein latenter MTrP zu vermuten, der seinen Antagonisten (Pars descendens) unter permanenten Stress setzt. Um ein Rezidivieren der MTrPs in der Pars descendens zu verhindern, ist es zwingend erforderlich, **zuerst** die latenten Triggerpunkte in der **Pars ascendens** auszuschalten.

Unmittelbar nach Therapie des aufsteigenden Trapezius wird man feststellen, dass die Scapula in diejenige Richtung einschwenkt, die von dem eigentlich betroffenen Muskel vorgegeben wird. Dieser wird im Anschluss behandelt.

Dieses Modell lässt sich auf alle Muskeln in ihrer Relation zu den jeweiligen Antagonisten oder Muskeln in der longitudinalen Verkettung anwenden.

Das osteopathische Listening

Unter **Listening** oder **Écouter** (engl. bzw. franz.: zuhören) versteht man die osteopathische Diagnosetechnik der passiven Wahrnehmung der intrinsischen Gewebsbewegung durch Palpation.

Unter Normalbedingungen ist durch die aufgelegte Hand des Untersuchers mit maximal dem Eigengewicht der Hand ein Gewebszug/eine Tendenz der unwillkürlichen **Eigenbewegung** nach kranial und medial, letztendlich zur Scheitelhöhe (etwa dem Akupunkturpunkt Du 20 entsprechend) zu verspüren. Mit etwas palpatorischer Erfahrung ist dies unproblematisch und in sehr kurzer Zeit feststellbar und sollte Routinebestandteil der körperlichen Untersuchung werden können.

Osteopathen unterscheiden zwischen **General** und **Local** bzw. **Regional Listening.** Das **General Listening** erfolgt am sitzenden oder stehenden Patienten, eine Hand des Untersuchers liegt auf dem Scheitel des Patienten, die andere auf dessen Abdomen (➤ Abb. 5.1). Hierdurch werden grobe Abweichungen des Gewebszugs aus der zentralen Längsachse des Körpers wahrgenommen.

Präzisiert wird anschließend der Ursprungsort der Spannungsveränderung (osteopathische Läsion) durch Palpation von Schlüsselregionen (z. B. der Scapula, ➤ Abb. 5.2, ➤ Kap. 6) und/oder anderer lokaler Bereiche, das **Local Listening.** Dies geschieht meist am entspannt liegenden Patienten.

Eine **Abweichung** des Gewebszugs von der **erwarteten** Richtung gibt einen Hinweis auf eine irreguläre oder pathologische Spannungsquelle. Nach deren erfolgreicher Therapie kann man ein unmittelbares Einschwenken des Gewebszuges in die „richtige" Richtung feststellen.

Aktive und passive MfTrPs lenken den Gewebszug in Richtung auf sich um. Die palpierende Hand wird also zum MfTrP hingezogen, um dann genau über dem betroffenen Muskelareal zu stoppen. Bewegt sich die Hand über den MfTrP hinaus, kehrt sich die Zugrichtung wieder in Richtung zum MfTrP um (➤ Abb. 5.3, ➤ Abb. 5.4).

Auf diese Weise lässt sich z. B. auch über dem M. erector spinae die Segmenthöhe des Einflusses eines viszerosomatischen Reflexbogens (viszerosomatische Aufschaltung, ➤ Kap. 7) ermitteln.

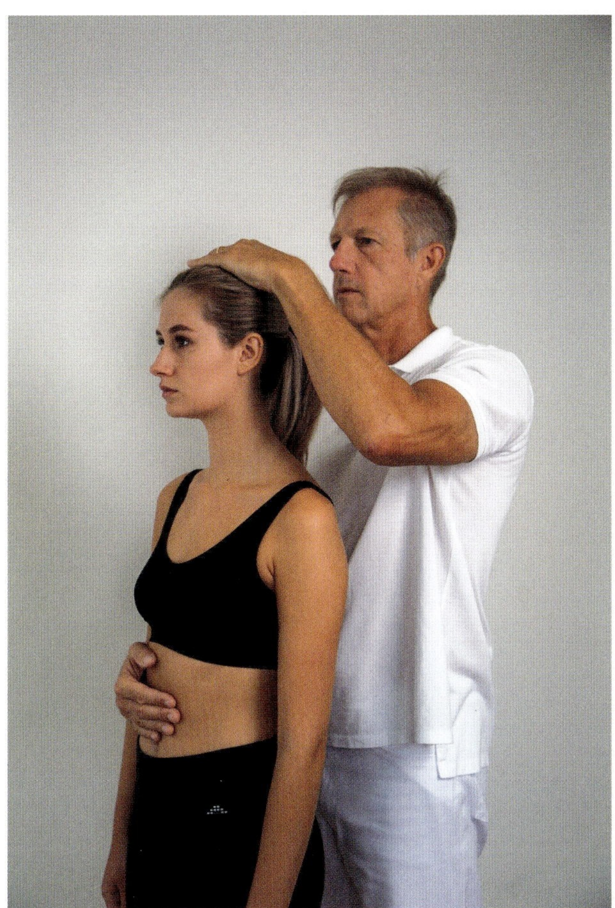

Abb. 5.1 General Listening [K420]

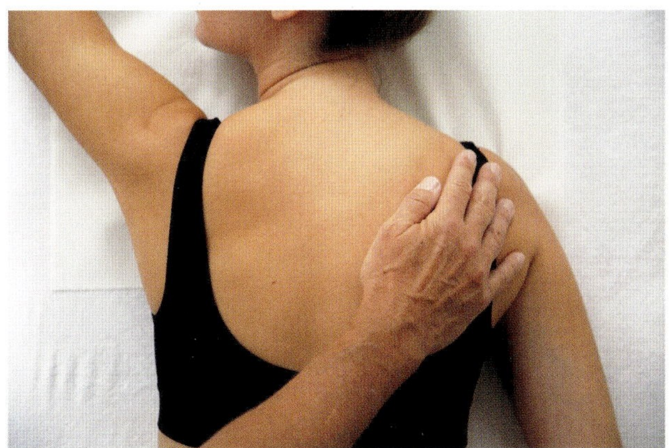

Abb. 5.2 Local Listening über der Scapula [K420]

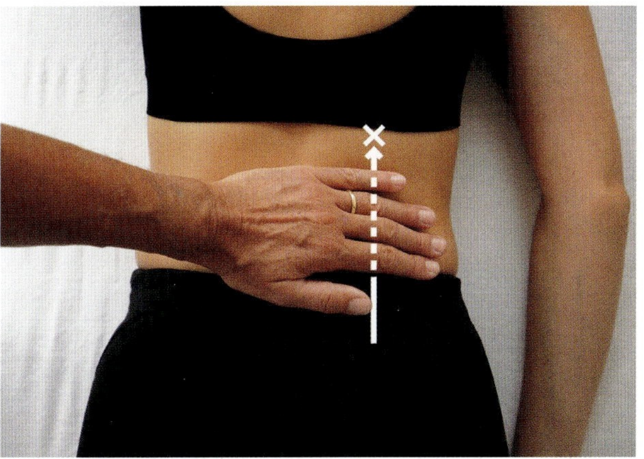

Abb. 5.3 Listening über MfTrP mit Richtungsumkehr [K420]

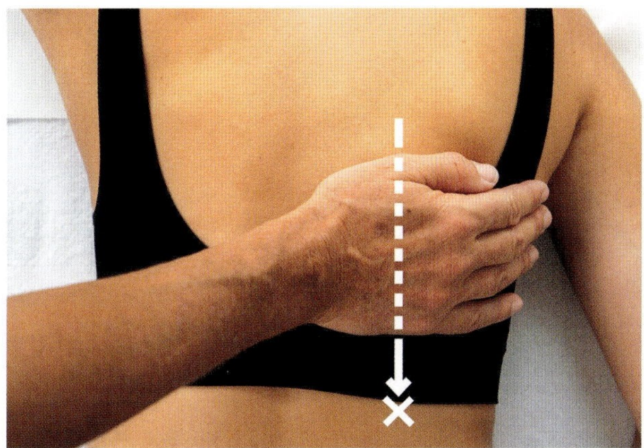

Abb. 5.4 Listening über MfTrP mit Richtungsumkehr [K420]

KAPITEL

6 Schlüsselregionen der Diagnostik

Vier Regionen des Bewegungsapparates erlauben es, mittels manualmedizinischer Diagnostik einen sehr schnellen Überblick über den Spannungszustand und die Länge der Muskulatur und somit über die Identifikation aktiver und vor allem latenter Triggerpunkte zu gewinnen:

- Obere HWS (C0–C4)
- Scapula
- Knöchernes Becken
- Proximale Fibula

An allen vier Regionen setzt eine Vielzahl von Muskeln an, deren Verkürzungszustand über die Position dieser knöchernen Landmarken einfach und schnell zu ermitteln ist.

Hierzu wird einmal im Stehen (Mitberücksichtigung der Statik unter dem Einfluss der Schwerkraft) und einmal im Liegen (Scapula: Bauchlage, Becken: Bauch- und Rückenlage, Fibula: Rückenlage) die absolute Position der Strukturen zu ihrer Umgebung und zur kontralateralen Seite und zusätzlich der Gewebszug im Rahmen eines Listening (➤ Kap. 5) beurteilt.

Im Wesentlichen sollten die Strukturen im Seitenvergleich symmetrisch positioniert sein und einen palpablen Gewebszug nach kranial und medial in Richtung auf die Scheitelhöhe aufweisen (entsprechend Akupunkturpunkt Du 20). Ist dies nicht der Fall, befindet sich ein Muskel/eine Muskelgruppe, der in der Auslenkungsrichtung verläuft, in erhöhtem Spannungszustand bzw. in Verkürzung. Diesen gilt es als ersten zu behandeln.

Hat man bereits einen spezifischen Muskel in Verdacht, kann man, sofern die entsprechende manualmedizinische Erfahrung vorliegt, zusätzlich noch mit der freien Hand eine sog. „Inhibition“ (➤ Kap. 5) dieser Struktur vornehmen und wird häufig feststellen, dass die palpierte Struktur in die Normalposition zurückschwenkt.

Im Folgenden werden nur die wichtigsten Muskeln, die sowohl der ESWT gut zugänglich sind, als auch eine relevante manualmedizinisch bedeutsame Wirkung besitzen, aufgeführt. Ein Anspruch auf Vollständigkeit ist nicht angestrebt. Eine sehr gute Beschreibung all dieser Situationen findet sich in Kapandjis „Funktionelle Anatomie der Gelenke“.

6.1 Obere HWS

Die wichtigsten, der ESWT zugänglichen Muskeln an der HWS, die auch segmentale Dysfunktionen auslösen und unterhalten können, sind (➤ Abb. 6.1):

- **M. levator scapulae:** Aufgrund seiner Zugrichtung kann er bei primärer Verkürzung über seine Ansätze an den Querfortsätzen von HWK 1 und 2 diese in Richtung einer Extension/Seitneige und Rotation zur selben Seite (non-neutrale ERS-Dysfunktion) auslenken.
- **M. scalenus medius:** kann die mittleren und unteren HWK in Richtung einer Seitneige ipsilateral und Rotation kontralateral (Neutral-Dysfunktion) auslenken.
- **M. obliquus capitis superior:** Durch seine Zugrichtung bewegt er das Mastoid in Richtung auf den Querfortsatz C1, was zu einer Neutral-Dysfunktion von C0 gegenüber C1 führt.
- **M. obliquus capitis inferior:** führt HWK 1 gegenüber HWK 2 in eine ipsilaterale, non-neutrale ERS-Dysfunktion gegenüber C2.
- **M. rectus capitis posterior major** bzw. **minor:** Beide extendieren, rotieren und seitneigen das Okziput gegenüber C1 bzw. C2 zur gleichen Seite (non-neutrale ERS-Dysfunktion).
- Weitere Muskeln mit Einfluss auf den okzipitozervikalen Übergang, die der ESWT gut zugänglich sind, sind der **M. trapezius pars descendens** und der **M. splenius capitis.** Diese verursachen jedoch weniger „Blockierungen", als dass sie selbst durch ihre MfTrPs eine Schmerzquelle darstellen. Bezüglich der Position von Schlüsselregionen ist der M. trapezius für die Scapula von größerer Bedeutung.

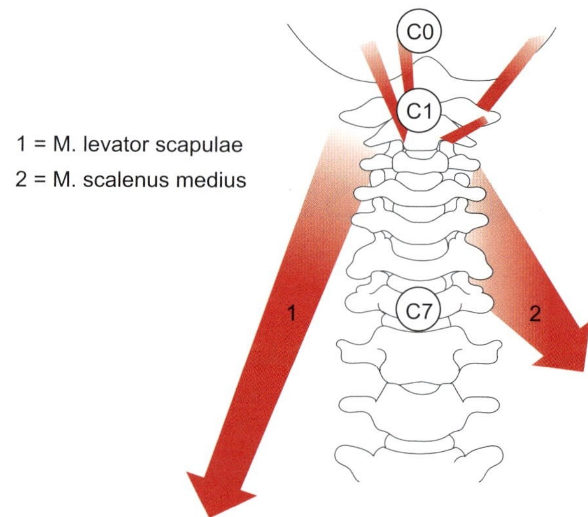

Abb. 6.1 Muskuläre Einflüsse auf die HWS [L138; L320]

MERKE

Sind im Bereich des zervikothorakalen Übergangs hartnäckige Blockierungen zu finden, die manualtherapeutisch nicht zu lösen sind oder die schnell rezidivieren, sollten die dafür verantwortlichen Muskeln mit der ESWT vorbehandelt werden. Das jeweilige Dysfunktionsmuster lässt sehr häufig einen schnellen Rückschluss auf die verantwortliche Muskulatur zu. Nach kurzer Verifizierung durch einen manualtherapeutischen Verkürzungstest kann der Behandler direkt die ESWT einsetzen und anschließend die Dysfunktion beheben, sofern sie sich nicht spontan aufgelöst hat.

TIPP

Am Schädel oder in der Nähe sensibler Strukturen (Gefäß-Nerven-Strang des Halses) möglichst mit der fESWT arbeiten. Dies vermeidet die Irritation des Innenohrs (Verstärkung von Tinnitus) und erhöht durch die Fokussierung und Verwendung einer möglichst langen Vorlaufstrecke die Zielgenauigkeit. Für die rESWT existieren Applikatoren mit sogenannten **Soft-Tips** zur Verwendung am oder in der Nähe von Knochen.

6.2 Scapula

Im Normalzustand weist die Scapula eine Position mit palpabler Zugrichtung in Richtung nach kranial/medial/Innenrotation auf (➤ Abb. 6.2). Eine Position/Zugrichtung nach kaudal/medial/Außenrotation deutet auf ein Überwiegen des Tonus bzw. eine Verkürzung des M. trapezius pars ascendens hin, eine Tendenz nach kaudal/lateral/Innenrotation durch den M. serratus anterior und nach kaudal/lateral/Außenrotation entsprechend durch den M. latissimus.

1 = M. trapezius pars descendens
2 = M. levator scapulae
3 = M. rhomboideus
4 = M. trapezius pars ascendens
5 = M. subscapularis
6 = M. latissimus dorsi

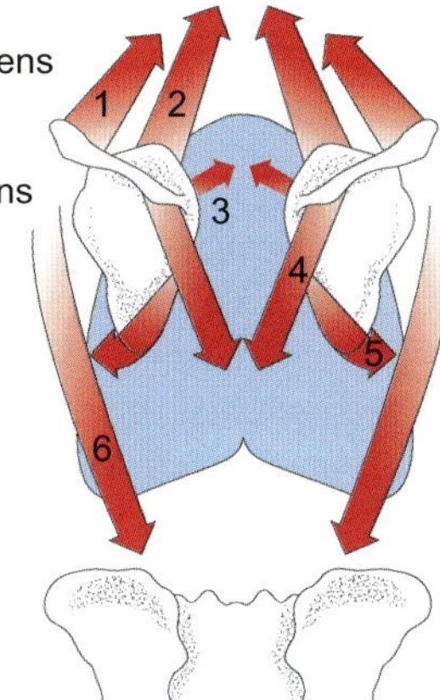

a

7 = M. pectoralis minor

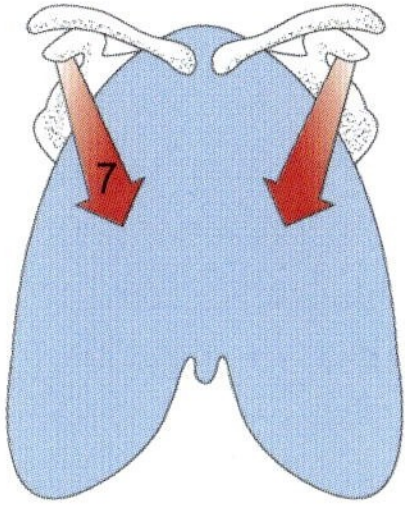

b

Abb. 6.2 Muskuläre Einflüsse auf die Scapula: a) Ansicht von dorsal, b) Ansicht von ventral [L138; L320]

6.3 Knöchernes Becken

Die Bewegungsmöglichkeiten der Anteile des knöchernen Beckens gegenüber dem Femur und des Os sacrum bzw. der Ossa ilea im Verhältnis zueinander sind vielfältig. Von wesentlicher Bedeutung sind das manualmedizinische Ilium anterior bzw. posterior, die coxofemorale Rotation des Iliums über das Femur nach ventral bzw. dorsal und das Inflare (eine Medialbewegung des ventralen Aspekts des Os ilium in der Frontalebene) bzw. dessen Gegenbewegung, das Outflare. Physiologisch ist ein Ilium posterior mit einem Inflare, ein Ilium anterior mit einem Outflare gekoppelt. Abweichungen hiervon sind ebenfalls richtungsweisend für einen veränderten Muskelzug.

Beim Patienten in Rückenlage zeigt das Ilium eine intrinsische Zugrichtung in Richtung kranial/medial (palpiert über die SIAS, Spina iliaca anterior superior, ➤ Abb. 6.3).

Abweichungen hiervon lassen eine Verkürzung der in ➤ Abb. 6.4 genannten Muskeln vermuten.

Beim stehenden Patienten sind zusätzlich die posturalen Einflüsse zu berücksichtigen. Hierbei kann der Vorlauftest im Stehen und Sitzen Aufschluss darüber geben, inwieweit eine ISG-Dysfunktion statisch, d. h. über eine aufsteigende Verkettung (meist der ORL = oberflächliche Rückenlinie) verursacht wird.

TIPP

Der Vorlauftest der SIPS (Spina iliaca posterior superior) kann im Stehen falsch positiv sein, wenn über eine Verkürzung der ORL die Gegenseite bei Inklination des Rumpfes „tief" gehalten wird. Dann steigt die SIPS trotz freiem Gelenkspiel des ISG (Iliosakralgelenks) auf, was eine Dysfunktion vortäuscht. In diesem Fall muss die ORL kaudal von der SIPS untersucht und gegebenenfalls behandelt werden.

Wiederholt man den Test beim sitzenden Patienten, wird der Einfluss von kaudal ausgeschaltet, die „richtige" (blockierte) Seite läuft vor.

Ist das Vorlaufphänomen im Stehen und Sitzen auf derselben Seite positiv, ist dies die Seite der Dysfunktion. Differieren die Ergebnisse, ist die Seite, die beim sitzenden Patienten den Vorlauf aufweist, diejenige mit der ISG-Dysfunktion (➤ Abb. 6.5).

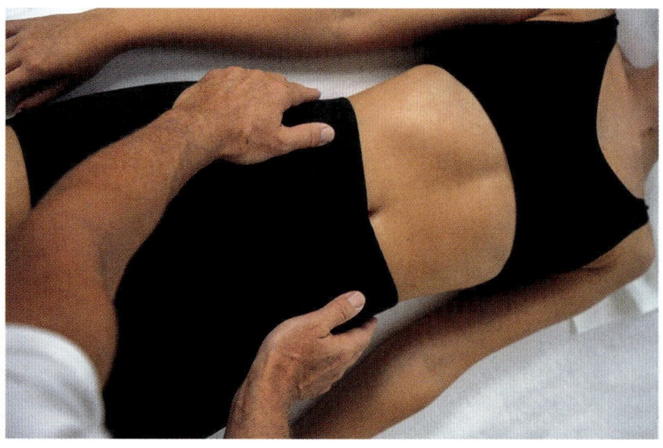

Abb. 6.3 Listening über den SIAS im Liegen [K420]

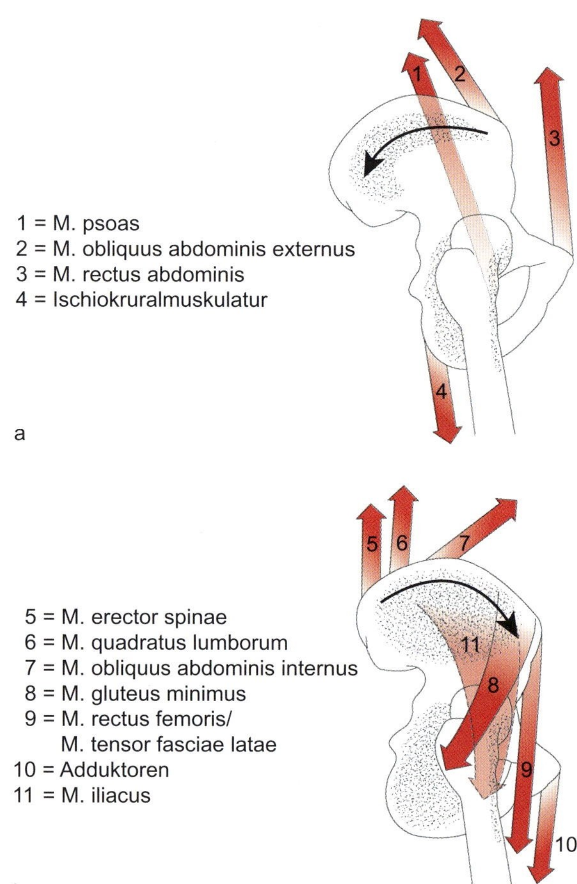

Abb. 6.4 Muskuläre Einflüsse auf das Ilium (Ansicht von lateral) [L138; L320]

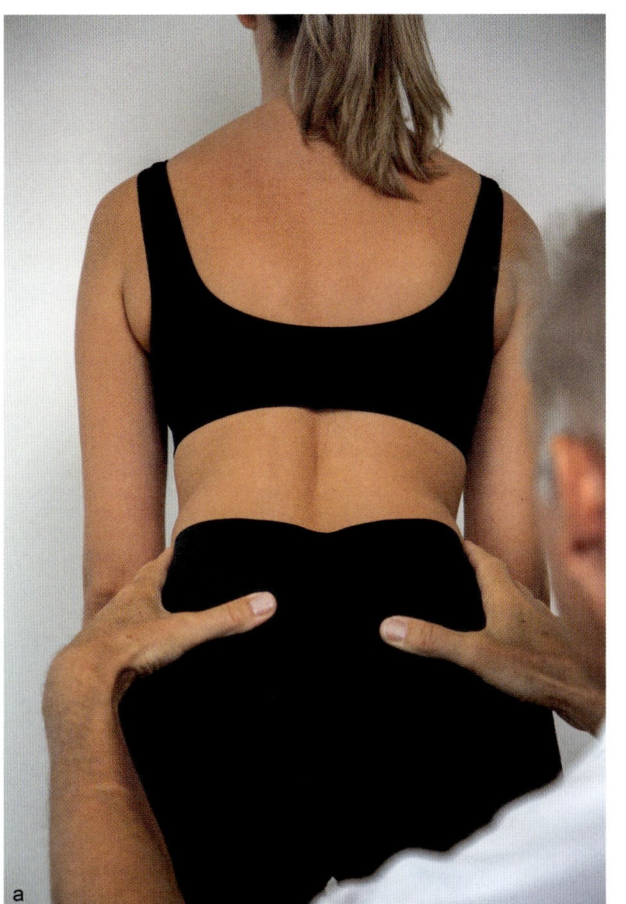

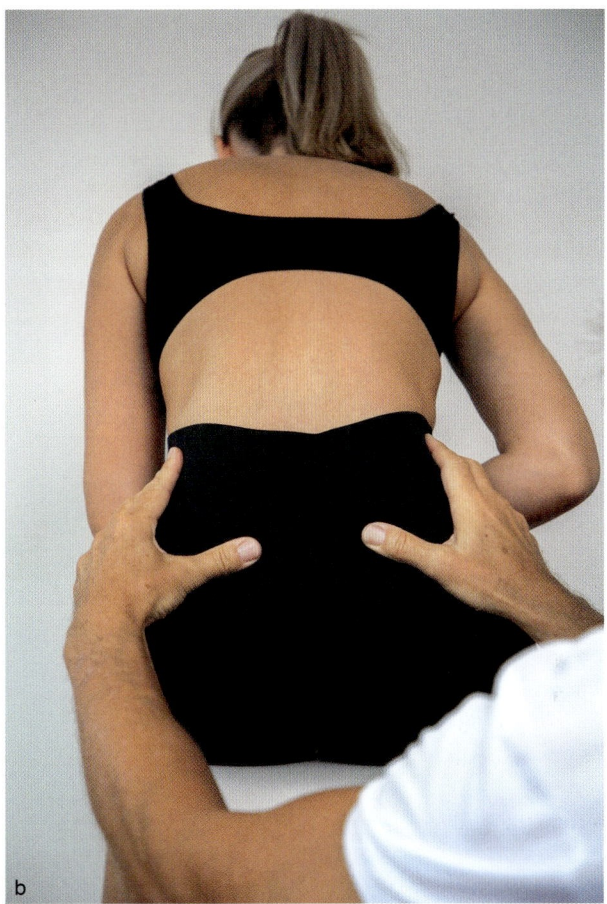

Abb. 6.5 Vorlauftest im Stehen (a) und Sitzen (b), links falsch positiv, rechts positiv [K420]

Bei der Palpation mit der flach auf das Sakrum aufgelegten Hand kann der Untersucher Bewegungen über eine a.-p.-Achse spüren (➢ Abb. 6.6), die u. a. von den in ➢ Abb. 6.7 dargestellten Muskeln verursacht werden.

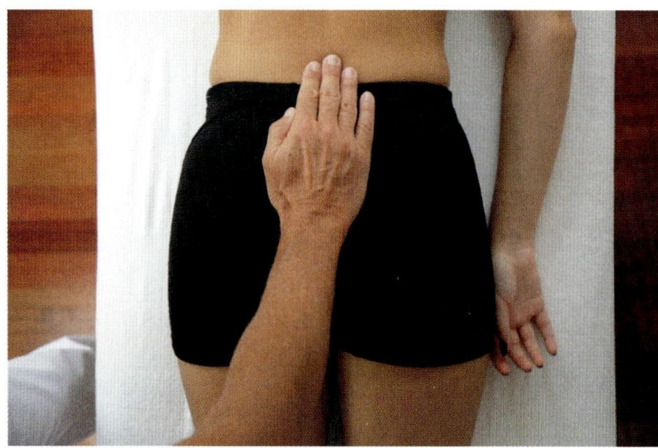

Abb. 6.6 Listening über dem Sakrum [M1092]

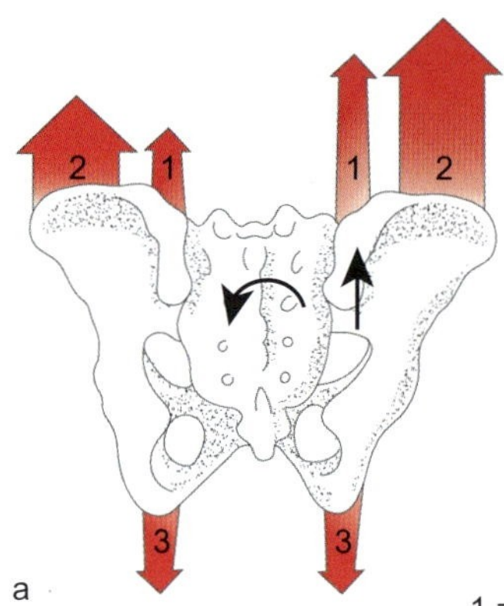

1 = M. erector spinae
2 = M. quadratus lumborum
3 = Ischiokruralmuskulatur

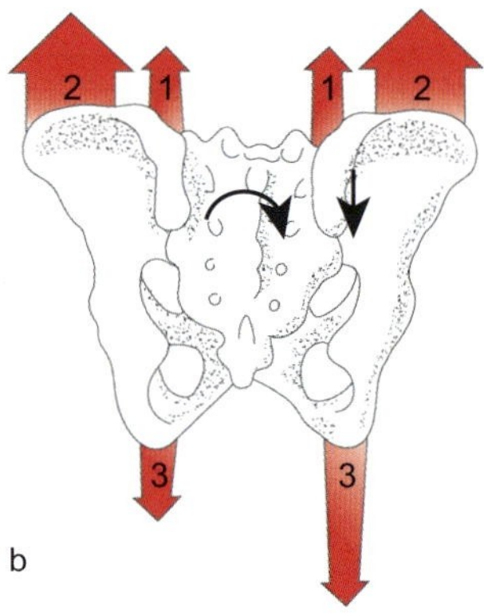

Abb. 6.7 Muskuläre Einflüsse auf das Sakrum (Ansicht von dorsal) [L138]

6.4 Fibula

Beim Listening der Fibula am liegenden Patienten ist normalerweise eine posterior-superiore Richtung wahrnehmbar. Abweichungen hiervon werden überwiegend von den in ➢ Abb. 6.8 dargestellten Muskeln verursacht.

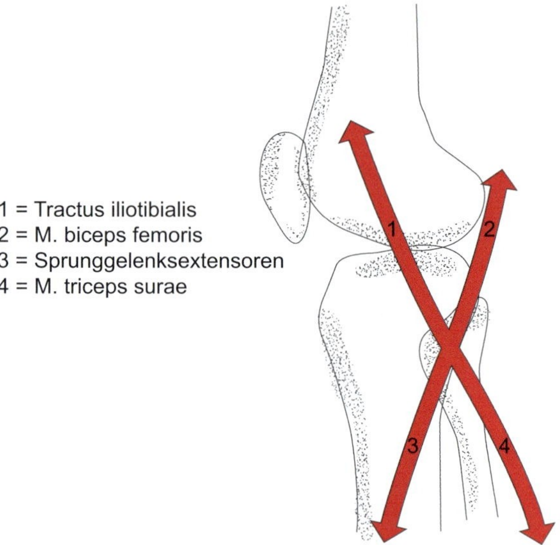

Abb. 6.8 Muskuläre Einflüsse auf die Fibula [L138]

KAPITEL

7 Viszerosomatische Aufschaltung

Eine wichtige Rolle bei der Entstehung und Unterhaltung von MfTrPs spielen die Einflüsse über viszerosomatische Afferenzen, v. a. aus dem Brust- und Bauchraum. Die Viszera werden, ebenso wie die Somatome, segmental innerviert. Diese Innervation folgt einem bekannten Muster, das z. B. in der Neuraltherapie therapeutische Verwendung findet.

Besteht über einen längeren Zeitraum eine Afferenz aus einem erkrankten oder funktionsgestörten inneren Organ, wird im Segment, in dem die afferenten Neurone enden, über die Neubildung von Interneuronen ein Teil der Aktionspotenziale auf die segmentalen motorischen Vorderhornzellen übergeleitet. Dies führt wiederum zu einer Tonuserhöhung der abhängigen Skelettmuskulatur (Fazilitation des Segments), was in einer erhöhten Bereitschaft resultiert, MfTrPs auszubilden.

Derselbe Effekt mit Verbindung zur Haut findet als viszerokutaner Reflexbogen seinen Ausdruck in den **Head-Zonen** (➢ Abb. 7.1).

Trifft eine Spannungsfortleitung über eine myofasziale Kette (z. B. ORL nach Myers) auf ein fazilitiertes Segment, wird hier häufig die Kompensationsfähigkeit des Systems überschritten und es können sich aktive MfTrPs ausbilden (Double Trouble, ➢ Abb. 7.2).

Deshalb manifestieren sich in einer myofaszialen Verkettung die Symptome i. d. R. auf einer ganz bestimmten Segmenthöhe. Oftmals genügt es dann, einen der zusammenwirkenden Faktoren zu beseitigen, um den Organismus in die Lage zu versetzen, den verbleibenden zu kompensieren.

Über die Kenntnis der segmentalen Verschaltung (➢ Tab. 7.1) kann man Rückschlüsse auf ein eventuell ursächlich Einfluss nehmendes Organ ziehen und dieses begleitend behandeln (Selbstbehandlung, osteopathisch, neuraltherapeutisch, Akupunktur und/oder fachinternistisch).

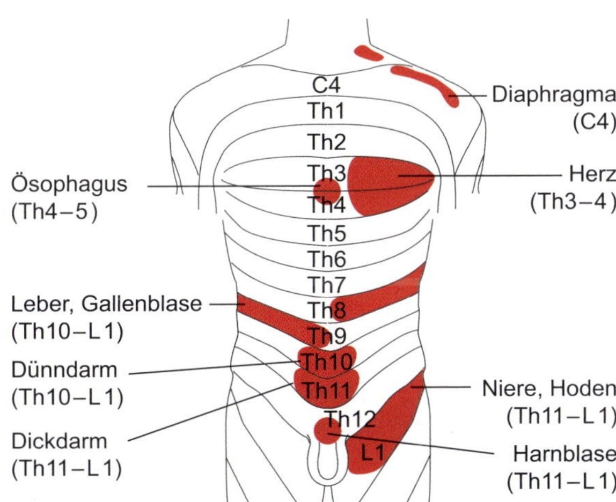

Abb. 7.1 Head-Zonen [L138; L320]

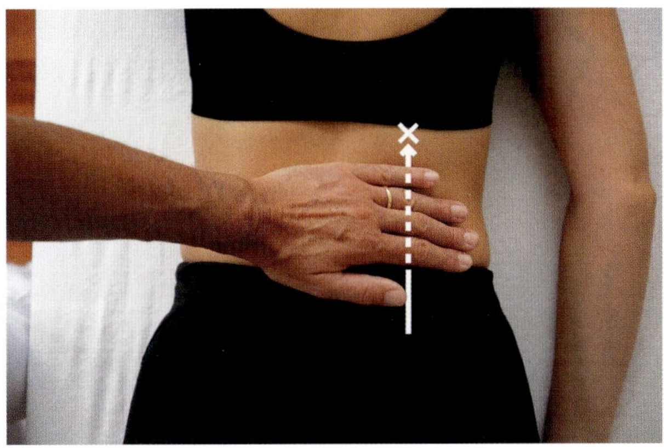

Abb. 7.2 Stopp des Listening an der Kreuzungsstelle ORL mit viszerosomatischem Einfluss [K420]

Tab. 7.1 Spinale Assoziationen mit den Viszera (mechanisch und neurologisch, nach Barral)

Wirbelsäulenabschnitt	Assoziation
C4–5	Leber, Gallenblase
C6–Th1	1. Rippe, Herz, Schilddrüse
Th1–2 (1./2. Rippe)	Lunge
Th3–4	Lunge, Mediastinum, Herz
Th5	Bronchien
Th6	Magen
Th7	Duodenum, Leber, Niere
Th8–9	Leber, Pankreas, Milz
Th10	Dünndarm
Th11–12	Niere, Blase
L1–2	Dünndarm, Kolon, Pankreas
L3–4	Genitalorgane
L5	ISG, Sigmoid, Genitalorgane
Os sacrum, Os coccygis	Ureter, Uterus, Zervix, Prostata

Hierdurch wird sehr häufig die Triggerpunktbehandlung erheblich erleichtert und Rezidiven vorgebeugt.

Dem manualtherapeutisch/osteopathisch geschulten Therapeuten bietet sich folgendes Bild: Auf Höhe des Segments, in dem die Afferenzen aus dem Viszerum eintreffen, findet sich neben einer Kibler-Hautfalte unmittelbar lateral der Dornfortsatzreihe in der Tiefe eine annähernd in der Horizontalebene verlaufende, etwa kleinfingerdicke, straff gespannt palpable, druckschmerzhafte Struktur. Diese entspricht den Muskeln des transversospinalen Systems der autochthonen Rückenmuskulatur (Mm. rotatores breves). Hier sind behandelbare Triggerpunkte zu finden. Die Wirbelkörper, an deren Proc. spinosus diese Muskeln ansetzen, befinden sich in der Regel in einer osteopathischen non-neutralen Dysfunktion (Seitneige/Rotation zur Seite des betroffenen Muskels, i. d. R. auch Seite des ursächlichen inneren Organs). Angrenzende Wirbelkörper können sich als Kompensation in einer neutralen (Serien-)Dysfunktion befinden. Auch angrenzende Rippengelenke können hiervon beeinflusst sein und sich in Dysfunktion befinden.

Dieses Bild einer Kombination von MfTrP im M. rotator (➤ Abb. 7.3) und einer non-neutralen Dysfunktion ist primär verdächtig auf einen viszerosomatischen Einfluss.

MERKE

Viszerosomatische Efferenzen verursachen an der Wirbelsäule häufig non-neutrale Dysfunktionen (Typ 2 nach Fryette).

Weiter lateral findet sich oft auf Segmenthöhe eine Triggerpunktbelastung der longitudinalen autochthonen Rückenmuskulatur, am M. erector spinae (M. iliocostalis, M. longissimus), als Teil der ORL nach Myers (➤ Abb. 7.4). Durch seine Verkürzung sind (Fern-)Einflüsse auf die jeweiligen Insertionszonen zu erklären (Ilium, Angulus costae, Proc. transversalis). Diese Triggerpunkte sind sehr gut palpabel und durch Local Listening oder Provokation (Scannen) mit der ESWT aufzuspüren.

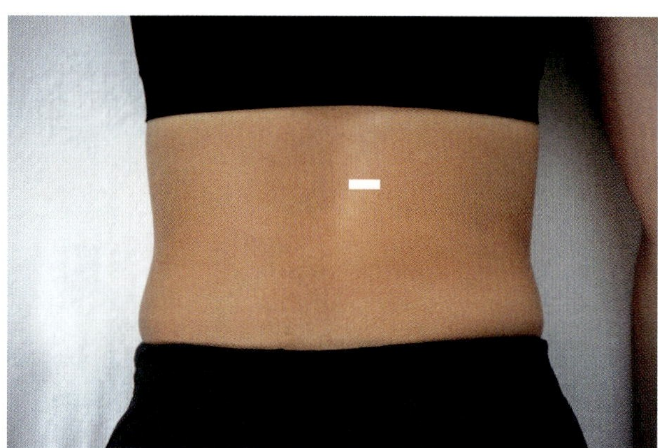

Abb. 7.3 Lokalisation MfTrPs an den Mm. rotatores [K420]

Noch weiter lateral ist v. a. der M. trapezius pars ascendens (Ursprung ab Th12 bis Th4) Zielpunkt von Einflüssen aus den Viszera von Abdomen und Thorax (➤ Abb. 7.5). Bei Verkürzung dieses Muskels befindet sich die Scapula in Depression, Außenrotation und Adduktion (sehr gut durch Inspektion und Local Listening feststellbar), was die Nackenmuskulatur belastet. Auf der linken Seite ist dieser Muskel sehr häufig für triggerpunktbedingte Schmerzen im ventralen Thorax (pseudopektanginös) verantwortlich.

Noch lateraler empfängt der M. latissimus segmentale Einflüsse. Seine Verkürzung führt an der Scapula zu einer Depression, Außenrotation und Lateralisation, am Ilium zu einer Ventralrotation (Ilium anterior) mit konsekutiv funktionell längerem Bein auf der betroffenen Seite.

All diese Zustände verlangen nach einer kombinierten Behandlung sowohl der **viszeralen Ursachen** (z. B. internistisch, osteopathisch, neuraltherapeutisch, Akupunktur) als auch der **muskulären** (symptomatischen) **Folgen,** da sonst unzureichende Ergebnisse bzw. Rezidive auftreten können.

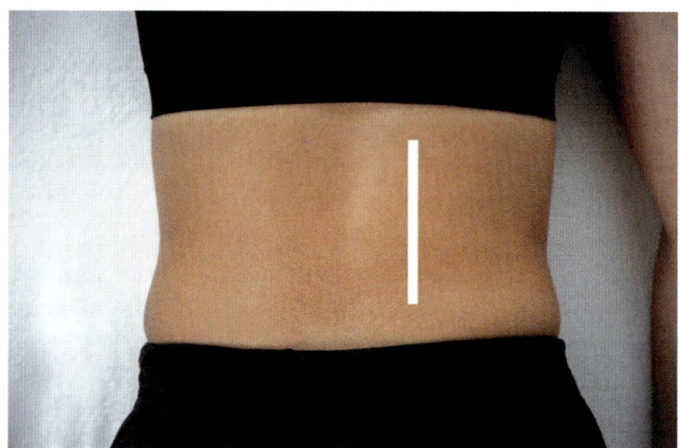

Abb. 7.4 Lokalisation MfTrPs am M. erector spinae [K420]

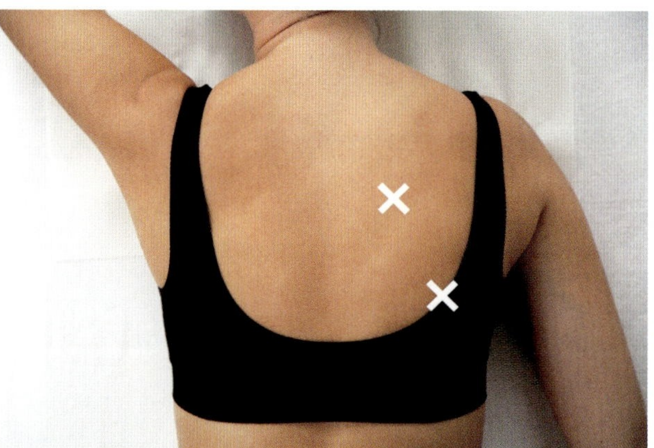

Abb. 7.5 Lokalisation von MfTrPs am M. trapezius pars ascendens (oberes Kreuz) und am M. latissimus dorsi (unteres Kreuz) [K420]

KAPITEL

8 Behandlungsdauer

Um herauszufinden, wie lange ein Muskel behandelt werden muss, um ein funktionell effektives Ergebnis zu erzielen, bestehen während der Behandlung folgende Möglichkeiten:

- Der zu behandelnde Muskel wird in Vordehnung gebracht, seine Verlängerung ist unter der Therapie spürbar.
- Stellung und Bewegung der Landmarken werden während der Behandlung palpiert und danach reevaluiert.
- Die Relaxation des entsprechenden Antagonisten während der Behandlung wird evaluiert.
- Feedback des Patienten.

8.1 Behandlung unter Vordehnung

Ein Muskel, der aufgrund vorhandener Triggerpunkte verkürzt ist, relaxiert unmittelbar unter der Behandlung, wenn die Triggerpunkte aufgelöst sind, und lässt sich passiv verlängern.

II Beispiel

M. soleus

Der Patient liegt auf dem Bauch. Der M. soleus wird unter 90° Flexion des Knies durch Dorsalextension des OSG bis an den muskulären Stopp in Vordehnung gebracht, diese Position durch den Behandler gehalten (➤ Abb. 8.1). Dann wird der Muskel mittels ESWT so lange behandelt, bis eine deutlich vermehrte Dorsalextensions möglich ist und vom Behandler wahrgenommen werden kann. Jetzt ist der Muskel für diese Therapieeinheit ausreichend behandelt. **II**

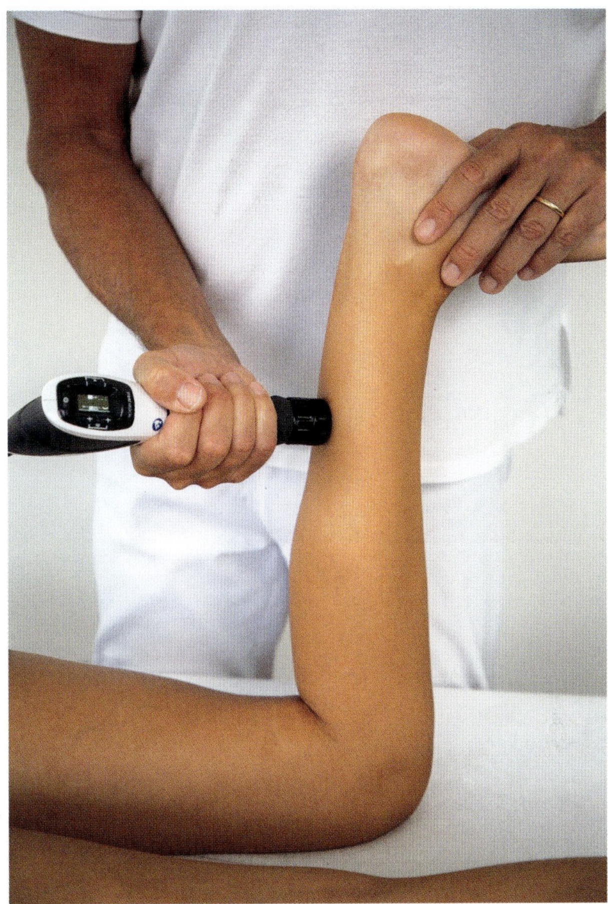

Abb. 8.1 Behandlung des M. soleus in Vordehnung [K420]

Beispiel

M. levator scapulae

Der Patient sitzt. Der M. levator scapulae wird vom Behandler durch Inklination/Seitneigung und Rotation zur kontralateralen Seite in Vordehnung gebracht und am Stopp gehalten (➤ Abb. 8.2). Auch hier lässt sich eine Entspannung des Muskels deutlich durch einen verlängerten Bewegungsweg feststellen.

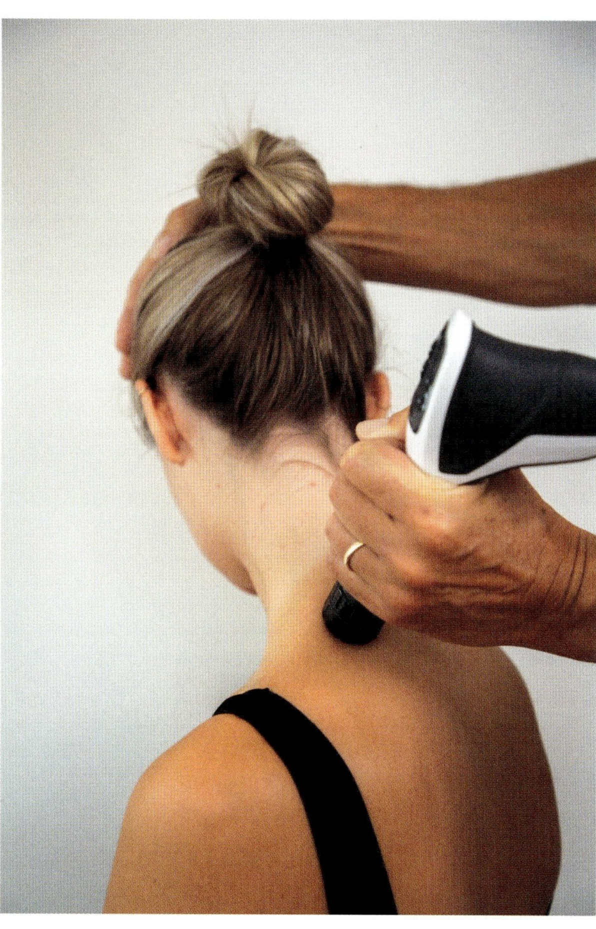

Abb. 8.2 Behandlung des M. levator scapulae in Vordehnung [K420]

8.2 Stellung der Landmarken

Eine Entspannung entlang einer muskulären Kette lässt sich auch im weiteren Verlauf, also nicht nur unmittelbar an Ursprung oder Ansatz des behandelten Muskels ermitteln. Hierdurch wird die erfolgreiche Therapie der „Fernwirkung" eines Muskels mit Triggerpunkten festgestellt.

Beispiel

SIPS

Der Patient liegt auf dem Bauch. Ist eine SIPS im Vergleich zur Gegenseite nach kaudal ausgelenkt, kann man über das Listening einen Zug nach kaudal (also in die „falsche" Richtung), z. B. zur medialen Ischiokruralgruppe palpieren. Nun wird die Ischiokruralgruppe mit ESWT behandelt, während gleichzeitig die freie Hand des Behandlers locker über der betroffenen SIPS liegt (➤ Abb. 8.3). Bei ausreichender Entspannung der Muskulatur schwenkt die SIPS in eine kranialere Position, idealerweise symmetrisch zur Gegenseite. Jetzt kann die Behandlung dieses Muskels beendet werden.

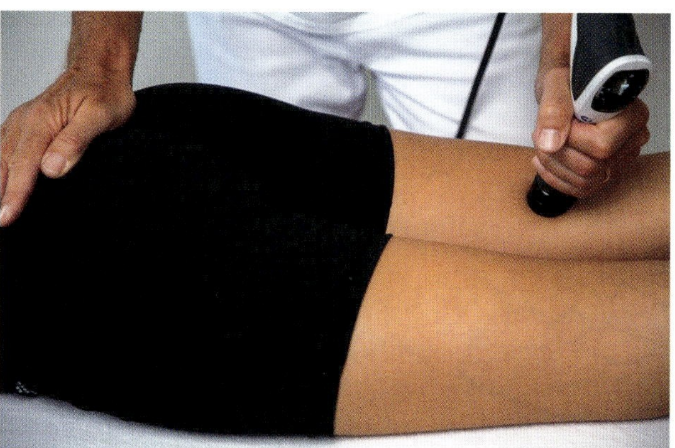

Abb. 8.3 Listening über SIPS bei gleichzeitiger Behandlung kaudal davon [K420]

Beispiel

Scapula

Am sitzenden oder stehenden Patienten wird an der Scapula ein Zug nach inferior/medial/AR palpiert. Dies weist auf den M. trapezius pars ascendens hin. Während dieser nun behandelt wird, liegt die freie Hand des Behandlers locker auf der Scapula (➤ Abb. 8.4). Bei ausreichender Impulszahl schwenkt die Scapula deutlich spürbar in die „normale" Position, d. h. mit Zug eher nach kranial/medial/IR.

Diese beiden Verfahrensweisen lassen sich einzeln oder in Kombination auf jeden Muskel bzw. auf jede Verkettungssituation anwenden. Entscheidend bei der Behandlung und um den Therapieeffekt auch gut wahrnehmen zu können ist eine Positionierung des Patienten, die die posturalen Kräfte möglichst minimiert oder sogar ausschaltet, sodass die „Eigenspannung" des Muskels nicht dadurch überlagert wird und vom Behandler deutlich wahrgenommen werden kann. In der Regel wird der Patient deshalb im Liegen oder zumindest im Sitzen behandelt.

8.3 Relaxation des Antagonisten

Das Nachlassen des tonuserhöhenden Effekts eines Muskels mit MfTrPs auf seinen Antagonisten kann palpiert und während der Behandlung wahrgenommen werden. Dies signalisiert dem Behandler, dass eine ausreichende Anzahl an Impulsen appliziert wurde.

Beispiel

M. trapezius pars descendens

Der Patient sitzt. Während der Therapeut den M. trapezius der einen Seite behandelt, palpiert seine freie Hand den kontralateralen Trapeziusrand im Zangengriff, um den nachlassenden Muskeltonus wahrzunehmen (➤ Abb. 8.5).

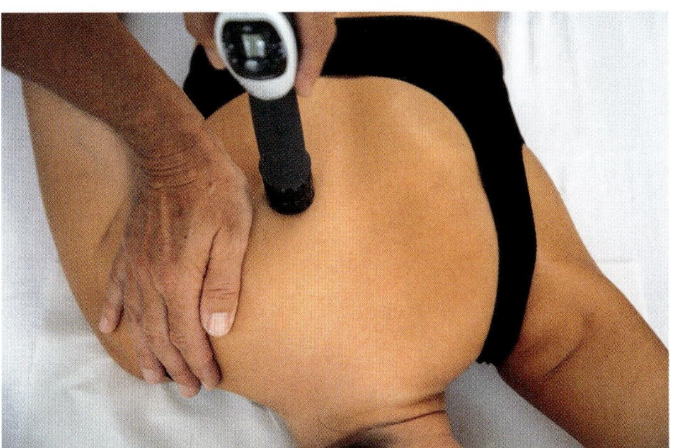

Abb. 8.4 Listening über der Scapula bei gleichzeitiger Behandlung des M. trapezius pars ascendens [K420]

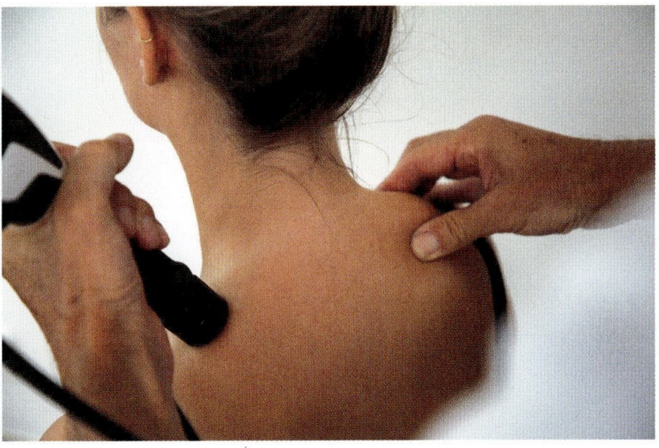

Abb. 8.5 Palpation des antagonistischen M. trapezius pars descendens während der Behandlung [K420]

8.4 Patienten-Feedback

Eine verlässliche, allerdings rein subjektive Information kann vom Patienten selbst kommen. Während der Stoßwellenbehandlung kann ein deutliches Ausstrahlungsphänomen auftreten (Referred Pain), das nach David Simons ein maßgebliches diagnostisches Kriterium ist. Falls die geklagten Beschwerden durch die ESWT reproduziert werden können, sollte diese etwa um die Hälfte nachlassen, dann wurde der Triggerpunkt ausreichend behandelt.

MERKE

Ein Nachlassen des Referred Pain eines MfTrPs während der Behandlung um etwa die Hälfte ist Hinweis auf eine ausreichende Anzahl applizierter Impulse.

Prinzipiell ist sowohl aus Gründen der Verträglichkeit auf Patientenseite als auch aus wirtschaftlichen Gründen von einer maximalen Impulszahl von 8.000–10.000 für die radiale ESWT und von 1.500–2.000 Impulsen für die fokussierte ESWT auszugehen, auch bei Kombination beider Verfahren. Ein größerer Behandlungsumfang ist demzufolge auf mehrere Therapiesitzungen aufzuteilen, idealerweise im Abstand von jeweils etwa einer Woche.

MERKE

Der Patient muss darüber informiert werden, dass es bis zu zwei Tage dauern kann, bis er eine Beschwerdeminderung wahrnimmt, und dass es völlig normal ist, falls neue Symptome an anderen Stellen auftreten (Aktivierung latenter MfTrPs). Die neu auftretenden MfTrPs werden dann in der nächsten Sitzung behandelt. Unterbleibt diese Information, kann die Akzeptanz des Patienten für das Verfahren erheblich sinken.

KAPITEL

9 Verkettungsmuster der myofaszialen Meridiane

In seinem Buch „Anatomy Trains“ beschreibt Thomas W. Myers die anatomischen Zusammenhänge, die ein myofasziales Verkettungsmuster darstellen (Myers 2021). Er definiert mehrere Verbindungsstrecken, entlang derer sich Kräfte vorrangig über den Bewegungsapparat ausbreiten. Die für die Kombination von ESWT und Manualtherapie maßgeblichen Strecken werden hier dargestellt. Das System lässt sich sehr leicht erlernen und durch die regelmäßige Anwendung in der täglichen Praxis zuverlässig memorieren.

Die Aufzählung der einzelnen zugehörigen Muskeln erfolgt (bis auf die Spirallinie) von kaudal nach kranial, entsprechend der Zugrichtung des Listenings. In Serie geschaltete Muskeln werden durch einen Gedankenstrich getrennt, parallel verlaufende Strecken durch Schrägstrich.

9.1 Oberflächliche Frontallinie (OFL)

M. extensor digitorum brevis – M. extensor digitorum longus/M. extensor hallucis longus/M. tibialis anterior – Patellarsehne – M. quadriceps femoris – M. rectus abdominis – M. sternalis – M. sternocleidomastoideus – Galea aponeurotica (➤ Abb. 9.1)

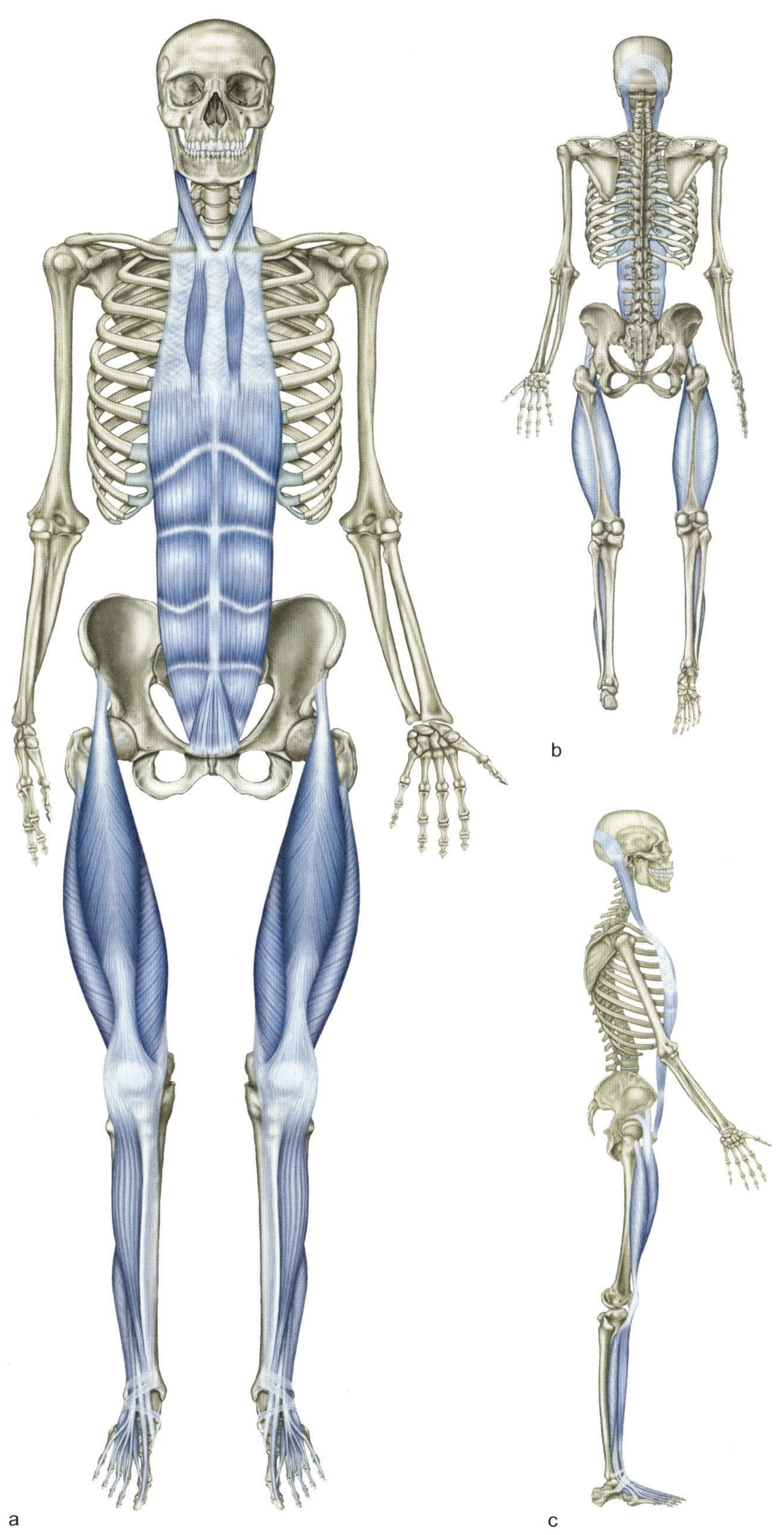

Abb. 9.1 Oberflächliche Frontallinie, a) von vorne, b) von hinten, c) von der Seite [G461–001]

9.2 Tiefe Frontallinie (TFL)

M. flexor digitorum longus – M. flexor hallucis longus – M. tibialis posterior – Adduktoren – M. iliopsoas/M. quadratus lumborum – Diaphragma – M. longus colli et capitis/ Mm. scaleni/infrahyoidale und suprahyoidale Muskulatur – Kaumuskeln (➤ Abb. 9.2)

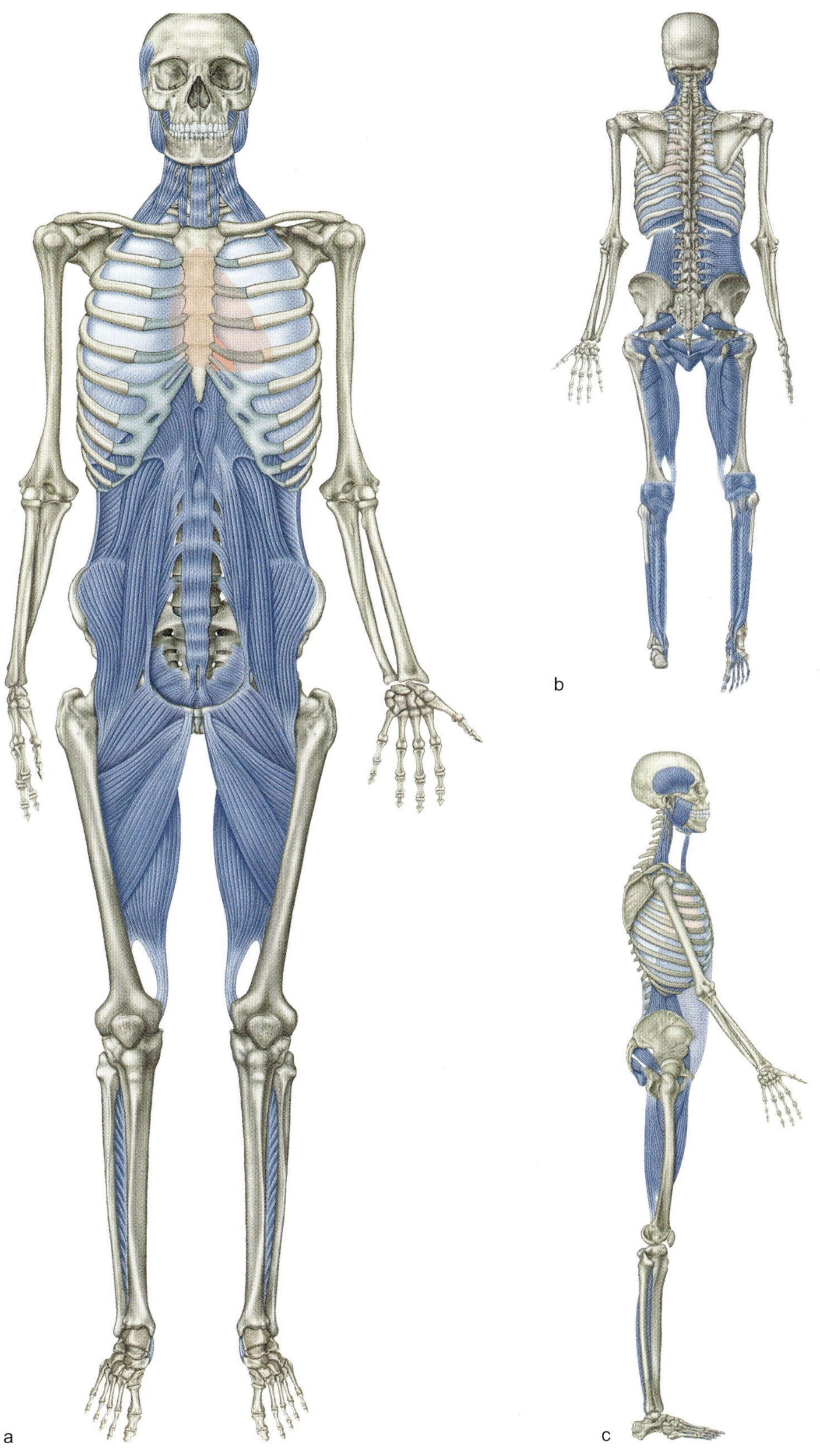

Abb. 9.2 Tiefe Frontallinie, a) von vorne, b) von hinten, c) von der Seite [G461–001]

9.3 Oberflächliche Rückenlinie (ORL)

Fascia plantaris und kurze Zehenflexoren – M. triceps surae – Ischiokruralmuskulatur – M. erector spinae – subokzipitale Muskeln – Galea aponeurotica (➤ Abb. 9.3)

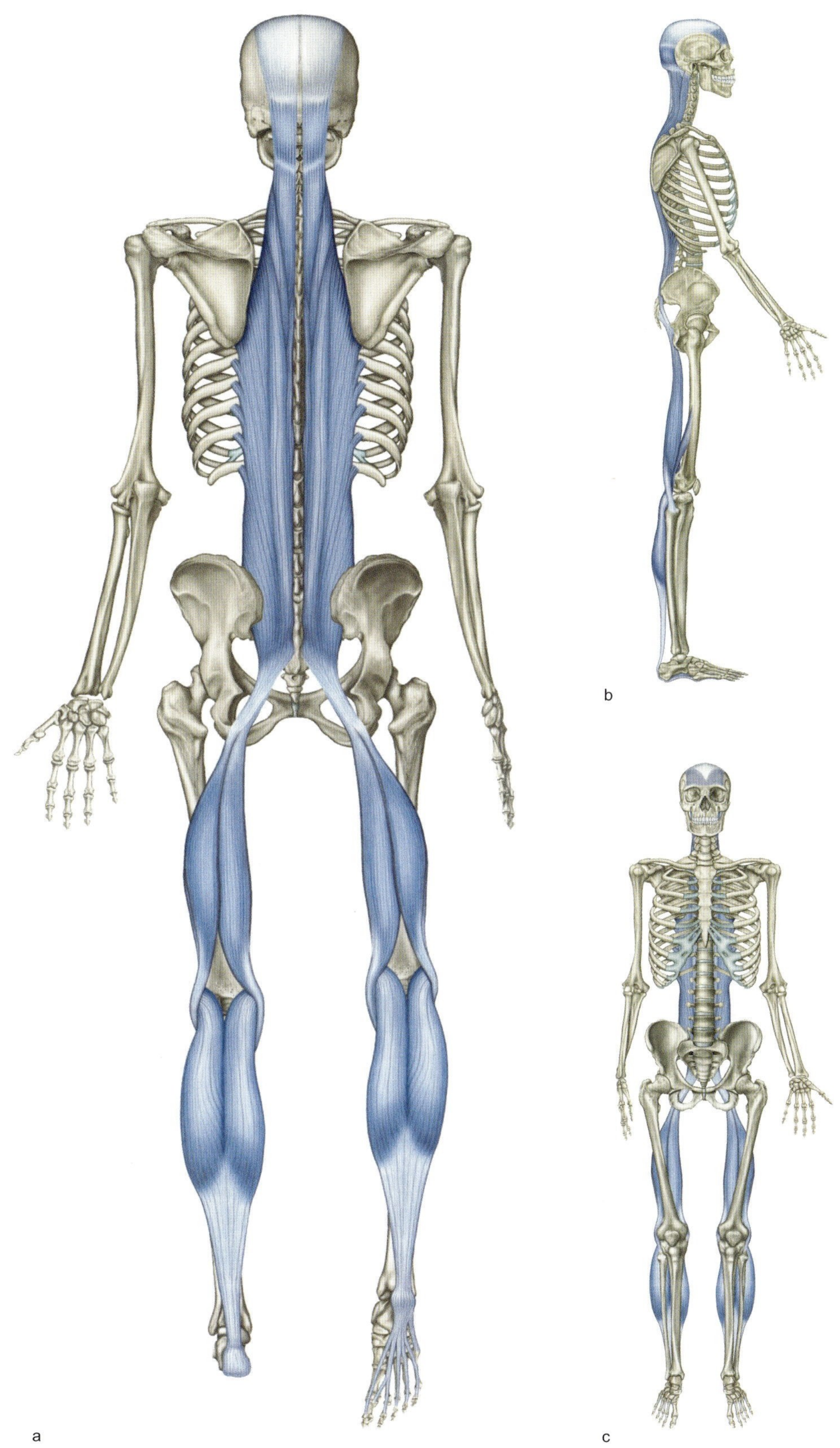

Abb. 9.3 Oberflächliche Rückenlinie, a) von hinten, b) von der Seite, c) von vorne [G461–001]

9.4 Laterallinie (LL)

Mm. peronei – Tractus iliotibialis – M. tensor fasciae latae – Mm. glutei maximus, medius et minimus – M. obliquus externus abdominis/M. quadratus lumborum – Interkostalmuskulatur – M. splenius capitis/M. sternocleidomastoideus (➤ Abb. 9.4)

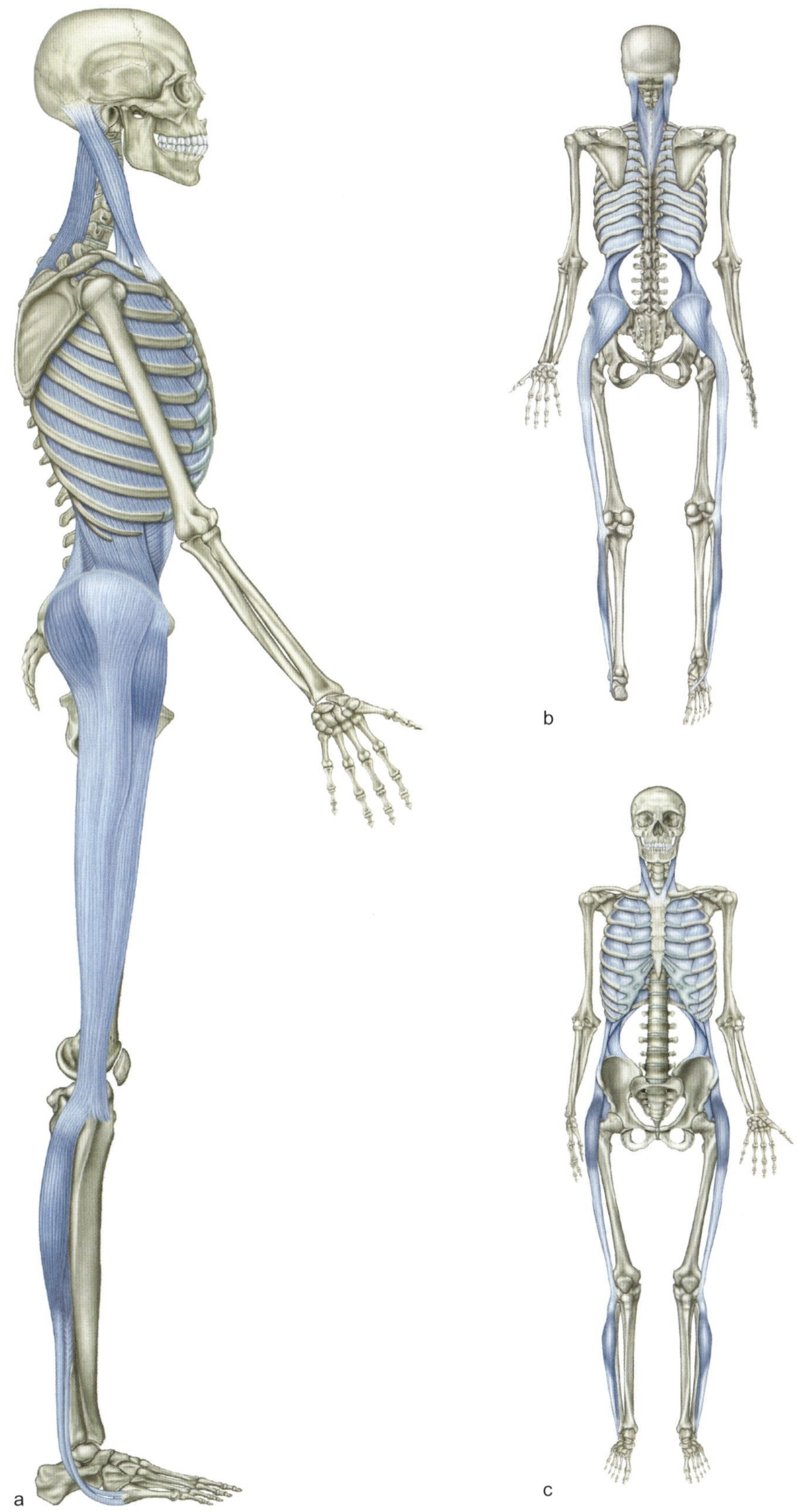

Abb. 9.4 Laterallinie, a) von der Seite, b) von hinten, c) von vorne [G461–001]

9.5 Spirallinie (SL)

Von kranial nach kaudal und wieder nach kranial: M. splenius capitis – M. rhomboideus/M. serratus posterior superior – M. serratus anterior – Mm. obliqui abdominis externus et internus – Rektusaponeurose – M. tensor fasciae latae – M. tibialis anterior – M. peroneus longus – M. biceps femoris – M. erector spinae (➤ Abb. 9.5)

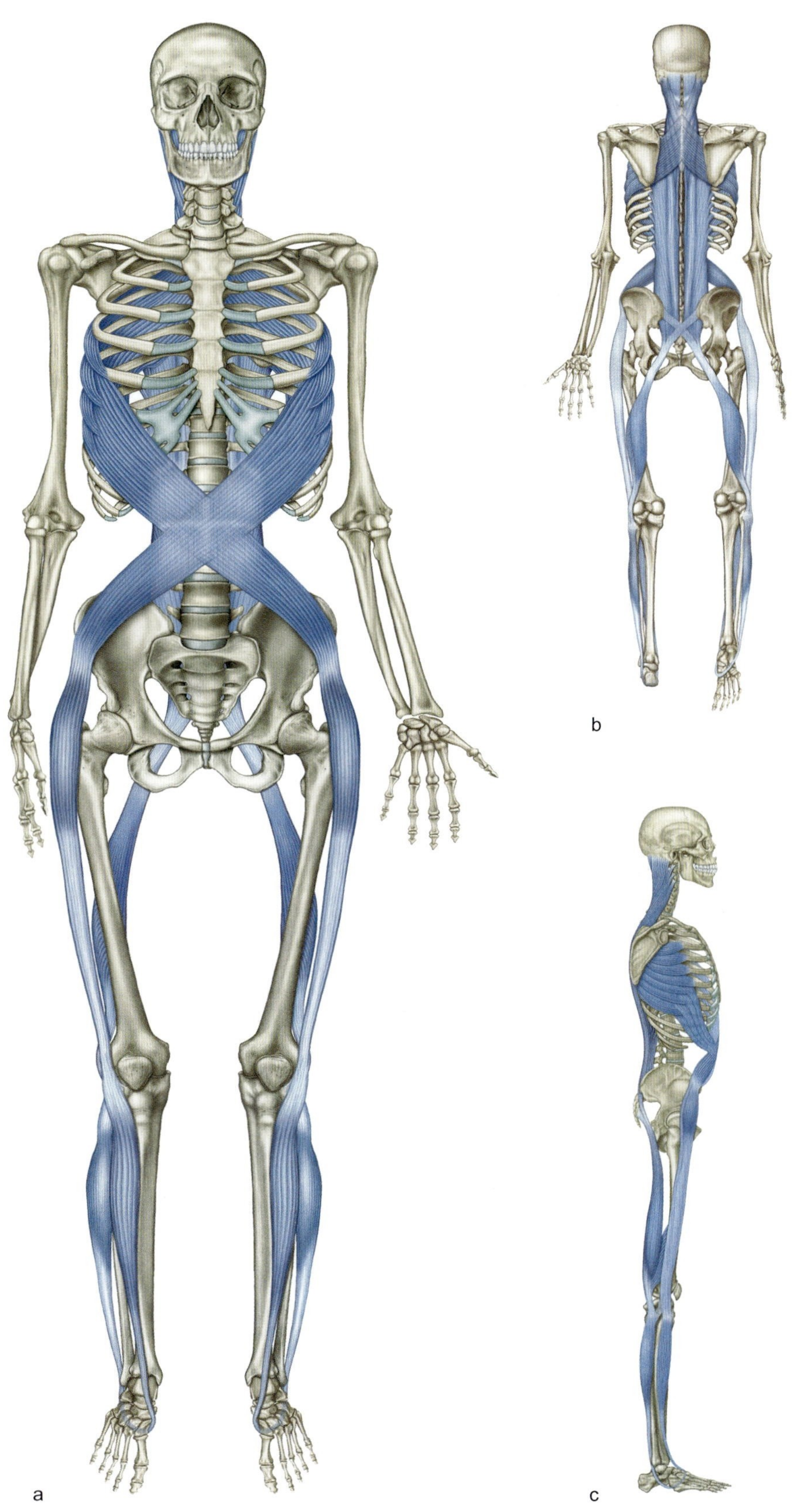

Abb. 9.5 Spirallinie, a) von vorne, b) von hinten, c) von der Seite [G461–001]

9.6 Armlinien

Tiefe vordere Armlinie (TVAL)

M. pectoralis minor – M. biceps brachii/M. brachialis – Thenarmuskulatur (➤ Abb. 9.6)

Oberflächliche vordere Armlinie (OVAL)

M. pectoralis major/M. latissimus dorsi/M. teres major – Handgelenkflexoren (➤ Abb. 9.6)

Tiefe rückwärtige Armlinie (TRAL)

M. rectus capitis lateralis – M. levator scapulae/M. rhomboideus – M. supraspinatus/M. infraspinatus/M. teres minor/ M. subscapularis – M. triceps brachii – Hypothenarmuskeln (➤ Abb. 9.6)

Oberflächliche rückwärtige Armlinie (ORAL)

M. trapezius (alle drei Anteile) – M. deltoideus – Handgelenkextensoren (➤ Abb. 9.6)

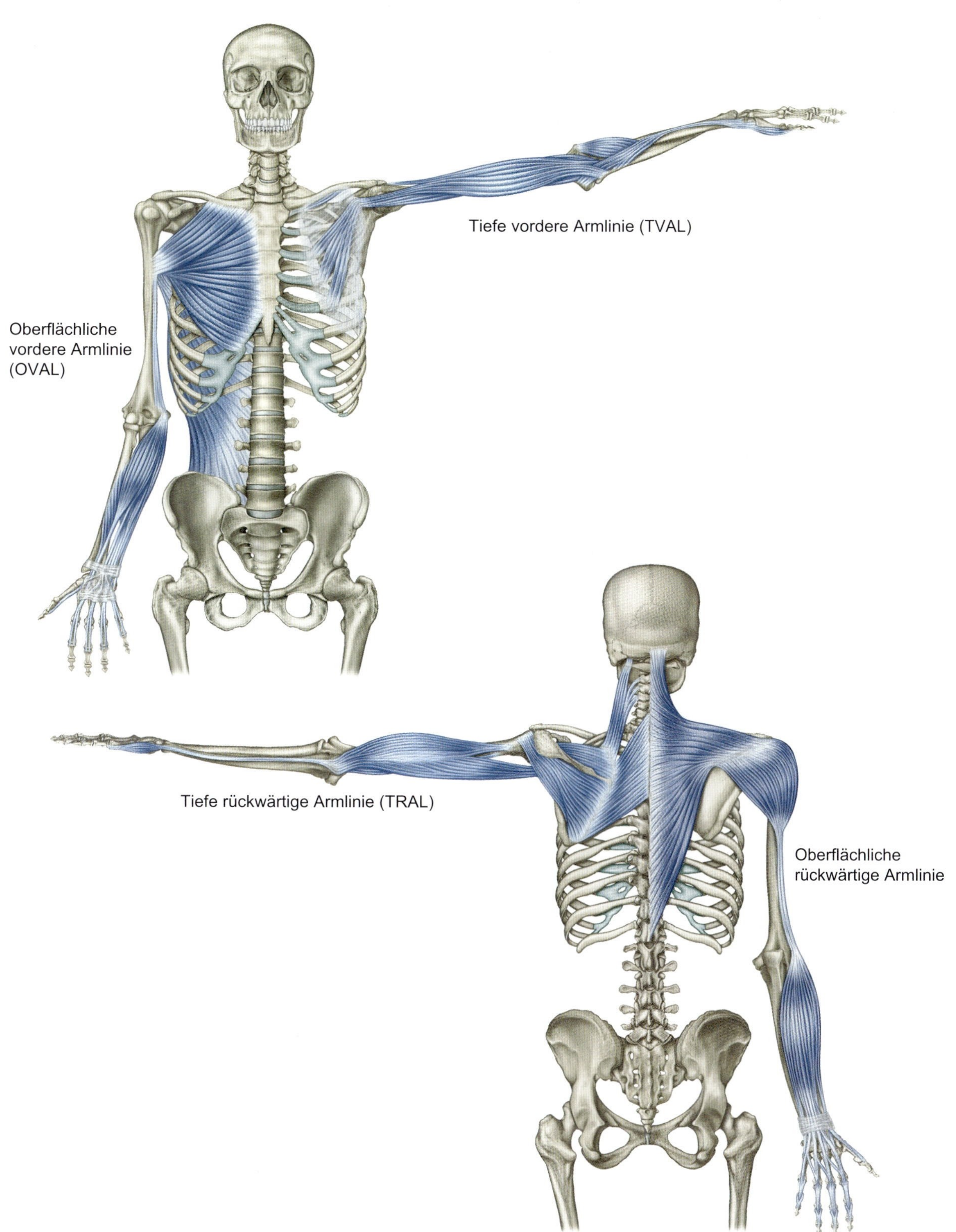

Abb. 9.6 Die vier Armlinien: TVAL, OVAL, TRAL, ORAL [G461–001]

B Behandlung einzelner Krankheitsbilder und Muskeln

KAPITEL

10 Kraniomandibuläre Dysfunktion (CMD)

10.1 Allgemeines

Die kraniomandibuläre Dysfunktion beschreibt eine schmerzhafte Bewegungsstörung des Unterkiefers gegenüber dem Oberkiefer unter Einbeziehung der Kiefergelenke und der Kaumuskulatur. Dabei kann die Funktionsstörung primär vom Kauapparat ausgehen oder, aus anderer Ursache kommend, am Kauapparat symptomatisch werden.

Durch einige einfache Tests lässt sich die Richtung, in die die Kräfte sich ausbreiten, ermitteln:

- ☒ **Listening** über C2, Os hyoideum und M. scalenus medius: Der Patient liegt auf dem Rücken. Der Therapeut legt die Fingerbeere eines Langfingers (am besten Mittelfinger) leicht auf den Dornfortsatz von C2 (➤ Abb. 10.1), anschließend beidseits auf den Bauch des M. scalenus medius (➤ Abb. 10.2). Dann nimmt er das Os hyoideum mit den Cornua majora zwischen Daumen und Zeigefinger der palpierenden Hand (➤ Abb. 10.3). Ein Gewebszug nach kranial lässt ein von dort kommendes (deszendierendes) Dysfunktionsmuster vermuten, ein nach kaudal gerichteter Zug ein aszendierendes Dysfunktionsmuster. Dabei „fragt" das Listening über den M. scalenus medius zusätzlich eine Seitenlokalisation (über die TFL) ab.
- ☒ Variable **Beinlängendifferenz:** Der Patient liegt auf dem Rücken und wird aufgefordert, sich ohne Zuhilfenahme der Hände in eine sitzende Position aufzurichten. Der Untersucher umfasst dabei die Knöchel des Patienten mit

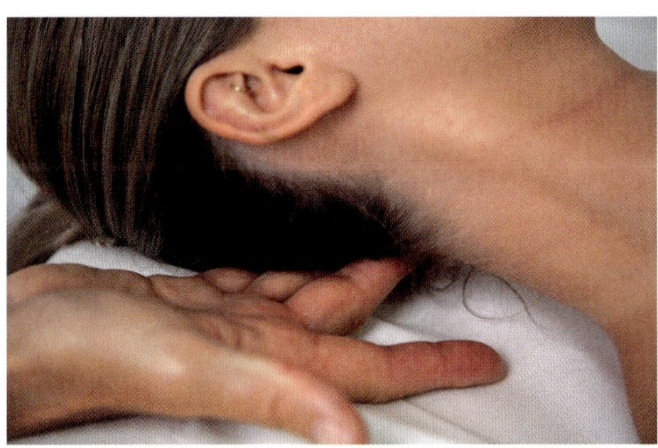

Abb. 10.1 Listening über C2 [K420]

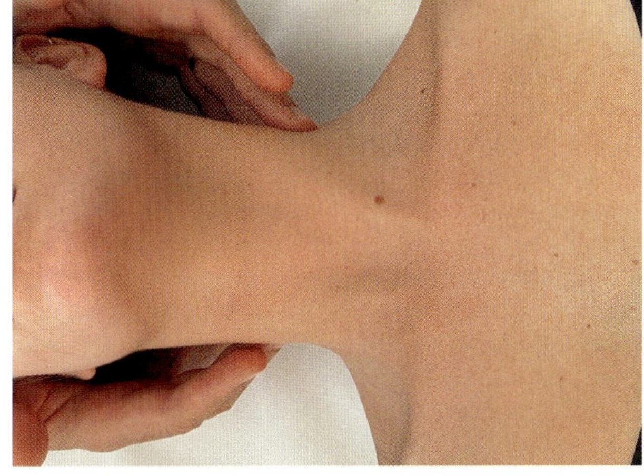

Abb. 10.2 Listening über M. scalenus medius (bds.) [K420]

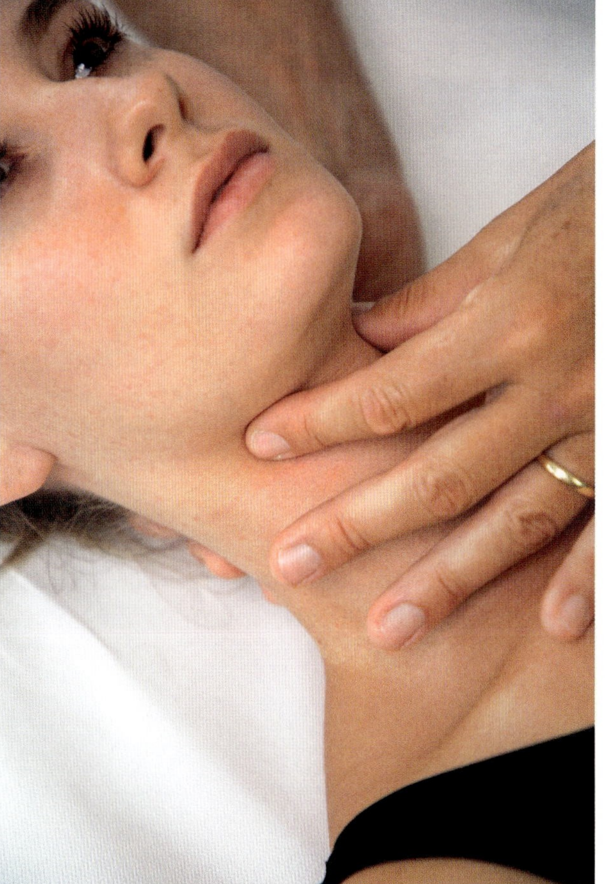

Abb. 10.3 Listening über Os hyoideum [K420]

beiden Händen initial auf gleicher Höhe und hebt die Beine leicht von der Unterlage ab.
Schiebt sich beim Aufsetzen ein Bein gegenüber der Gegenseite vor, ist der Test als positiv zu werten. Wiederholt man ihn jetzt mit entkoppelter Bisslage (z. B. Watteröllchen zwischen den Backenzähnen des Patienten) und beide Beine bewegen sich parallel auf den Untersucher zu, deutet dies auf einen Einfluss aus dem Kauapparat hin.

- **Kinesiologische Tests:** Positive Testergebnisse beim Zusammenbeißen der Zähne (Kiefergelenke) oder bei weiter Mundöffnung (Kaumuskulatur) weisen auf einen Ursprung im Kauapparat hin.

Außer dem rein mechanischen Übertragungsweg vom Kauapparat zum muskuloskelettalen System existiert noch ein weiterer Mechanismus mit der Nähe der Trigeminuskerne zu den motorischen Ursprungskernen im oberen Halsmark. Hier kann es über interneuronale Verschaltungen zu einem Übertritt der afferenten Erregungen aus den Zähnen, den Kiefergelenken und der Kaumuskulatur und zu einer Umwandlung in Efferenzen kommen, die den Tonus der abhängigen Muskulatur im Rahmen einer Fazilitation erhöhen (> Kap. 11).
Folgende **Ursachen** können zu einer CMD führen:

- Problem primär im Kauapparat: Bruxismus, Zahnfehlstellung, Lücken im Gebiss, Zahnersatz/Füllung mit zu hohem Aufbau, Beherdung, Kiefergelenksarthrose, kraniosakrale Dysfunktion (v. a. Ossa temporalia)
- Kauapparat als Endpunkt: statische Fehlhaltung, Fortleitung über TFL aus Füßen/Beinen/Becken (v. a. M. iliopsoas), aus Becken-/Bauch- und Brusteingeweiden, infrahyoidale und geniohyoidale Muskulatur mit direktem Ansatz am Unterkiefer und am Os temporale (Processus styloideus), Faszienzüge mit Ansatz an der Schädelbasis

Mit der ESWT können sowohl die Kaumuskeln direkt – als Ursache der Beschwerden lokal und am Bewegungsapparat – behandelt werden, als auch die in der Kaumuskulatur endenden Strecken der muskulären Verkettung.

Die Behandlung mit Okklusionsschienen ist manchmal erst dann erfolgreich, wenn die Kaumuskulatur von MfTrPs befreit wurde und damit die erforderliche entspannte Positionierung des Unterkiefers gegenüber dem Oberkiefer möglich ist. Ein ungenügender Effekt der Schienenbehandlung bzw. das Gefühl des Unbehagens von Seiten des Patienten beim Tragen der Okklusionsschiene sollte einen Versuch der Triggerpunktbehandlung der Masseteren und der Temporalmuskeln nach sich ziehen.

TIPP
Ein ungenügender Effekt der Okklusionsschienenbehandlung kann durch Triggerpunktbehandlung der Kaumuskeln mit ESWT verbessert werden

10.2 Therapie

Die wichtigsten an der CMD beteiligten Muskeln sind die Mm. temporalia und die Mm. masseter. Der M. pterygoideus lateralis beeinflusst durch seine Insertion am Discus articularis des Kiefergelenks dessen Position bei der Mundöffnung und kann zu Krepitationen im Kiefergelenk sowie Kiefergelenks- und Ohrschmerzen führen. Der M. pterygoideus medialis als Mundschließer wird automatisch mit dem darüberliegenden M. masseter (> Abb. 10.4) behandelt.

In der Regel sollten in einer Behandlungssitzung alle vier großen Kaumuskeln zumindest gescannt und erforderlichenfalls behandelt werden.

TIPP
MfTrPs im M. masseter der einen Seite sind oftmals mit entsprechenden Punkten im kontralateralen M. digastricus venter posterior (> Abb. 10.5) gekoppelt. Es empfiehlt sich also, diesen ebenfalls auf MfTrPs zu untersuchen.

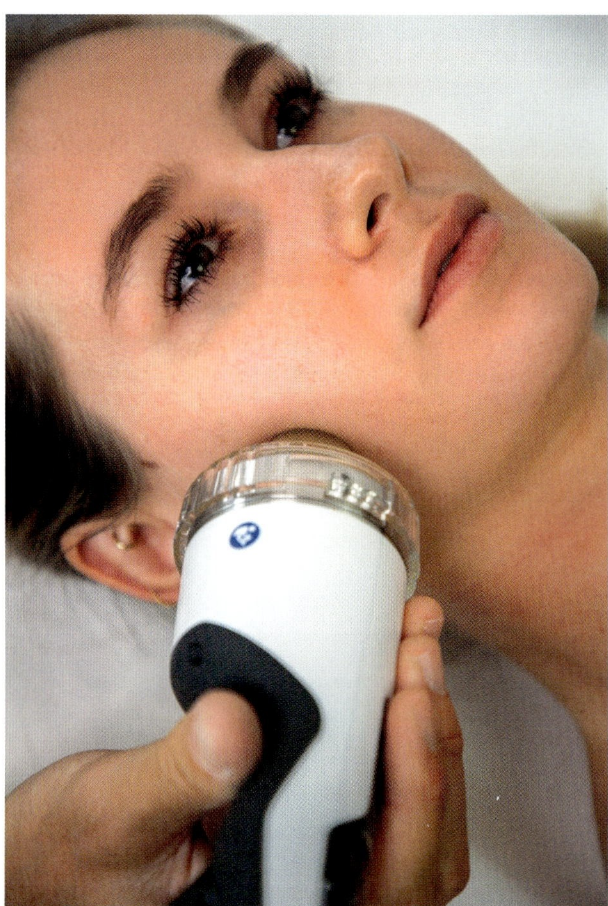

Abb. 10.4 Behandlung des M. masseter mit fESWT [K420]

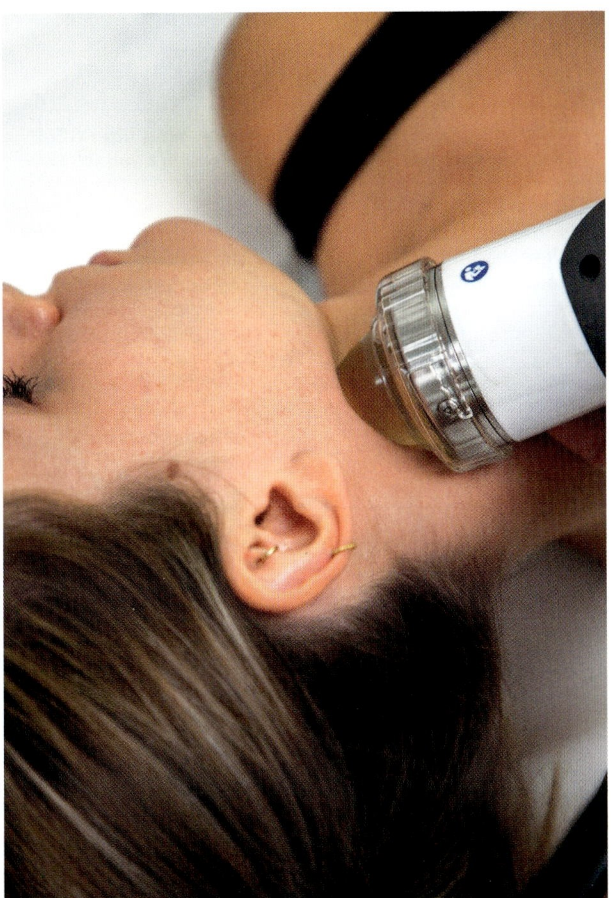

Abb. 10.5 Behandlung des M. digastricus mit fESWT [K420]

Behandlungsparameter

Stoßwelle **fESWT** oder **rESWT**

Startenergie **fESWT:** 0,07–0,15 mJ/mm², **rESWT:** 0,3–1,0 bar

In einer Behandlungssitzung werden maximal 2.000 Impulse fESWT (je 500/großer Kaumuskel) appliziert. Der M. pterygoideus lateralis und der M. digastricus benötigen je etwa 1.000 Impulse fESWT pro Sitzung.

Anzahl der Therapiesitzungen 4–6 im Abstand von einer Woche.

Applikator

F-SW Vorlaufstrecke II

R-SW Sehnenapplikator aus Plastik

⚠ CAVE

- Kaumuskulatur vorzugsweise mit **fESWT** behandeln, um das Innenohr durch die Knochenleitung möglichst wenig zu belasten (Tinnitus).
- Bei Verwendung der **rESWT** wenn möglich einen Applikator mit „Softtip" verwenden und einen möglichst geringen Behandlungsdruck einstellen.

10.3 Verkettungen/Antagonisten

Der Kauapparat ist in die **tiefe Frontallinie (TFL)** nach Myers eingebunden. Über deren anterioren Verlauf besteht Verbindung durch die infra- und suprahyoidale Muskulatur zum Unterkiefer, über die mittleren Züge zur Schädelbasis (Alae minores ossis sphenoidalis und Pars basilaris des Os occipitale). Hierüber können Kräfte aus dem gesamten Körper sowohl die Position des Unterkiefers gegenüber dem Oberkiefer beeinflussen, als auch über die Stellung der SSB (sphenobasiläre Synchondose) letztendlich die Position der Ossa temporalia und somit der Kiefergelenke. Einflüsse können über diese Verkettung sowohl aus der posturalen Situation (z. B. Beinlängendifferenz, anatomisch und funktionell) als auch aus dem Bauchraum und dem Thorax (Zwerchfelldysfunktion) nach kranial transportiert werden und am Kauapparat wirksam werden.

Auch der **umgekehrte Weg** ist möglich: Über eine Ansteuerung des M. iliopsoas kann z. B. ein Ilium posterior mit konsekutivem funktionellen Beckenschiefstand erzeugt werden.

Die maßgeblichen Muskeln für den Mundschluss sind M. temporalis und M. masseter. Bei Belastung mit MfTrPs ist deren Funktion gestört und sie sind mögliche Quellen für Kopf- und Gesichtsschmerzen. Die von kaudal aufsteigende, fortgeleitete Spannung über die ventralen Züge der TFL ist hier **antagonistisch** wirksam.

Ein weiterer lokaler **Antagonismus** besteht zwischen dem hinteren Bauch des M. digastricus der einen Seite und dem kontralateralen M. obliquus capitis superior (➤ Abb. 10.6). Dessen MfTrPs können sehr starke, migräneartige Halbseitenkopfschmerzen unterhalten.

TIPP

MfTrPs in M. temporalis und M. obliquus capitis superior können migräneartige Halbseitenkopfschmerzen hervorrufen.

10.4 Schlüsselregionen und Dysfunktionen

Die **okzipitozervikale Übergangszone** ist über mechanische (muskuläre) und neurologische Verbindungen sehr stark mit dem Kauapparat verknüpft. Hieraus resultieren deszendierende Verknüpfungsmuster, die die Okziputkondylen gegen den Atlasquerfortsatz über den M. obliquus capitis superior und den M. rectus capitis minor zur Gegenseite rotieren und zur gleichen Seite neigen, was in einer Neutraldysfunktion

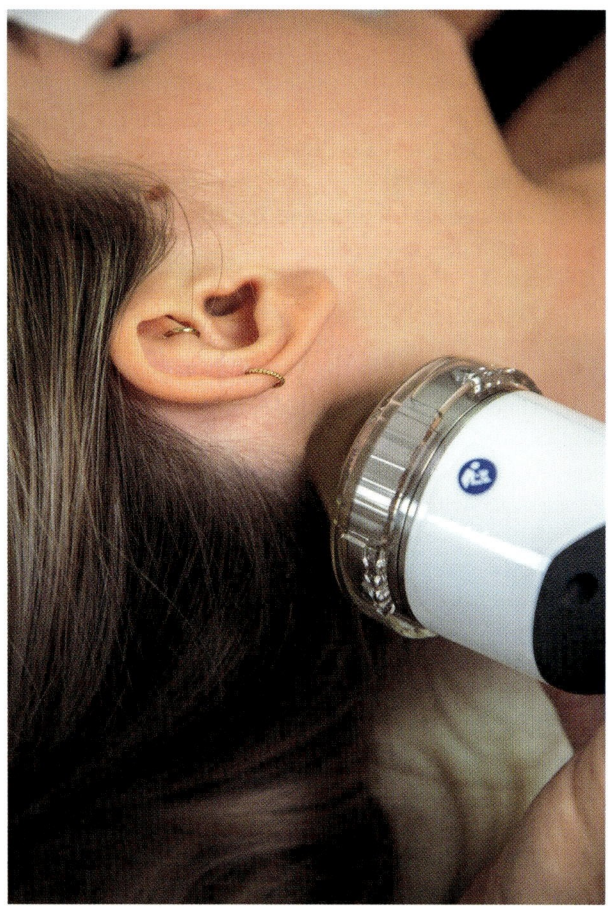

Abb. 10.6 Behandlung des M. obliquus capitis superior mit fESWT [K420]

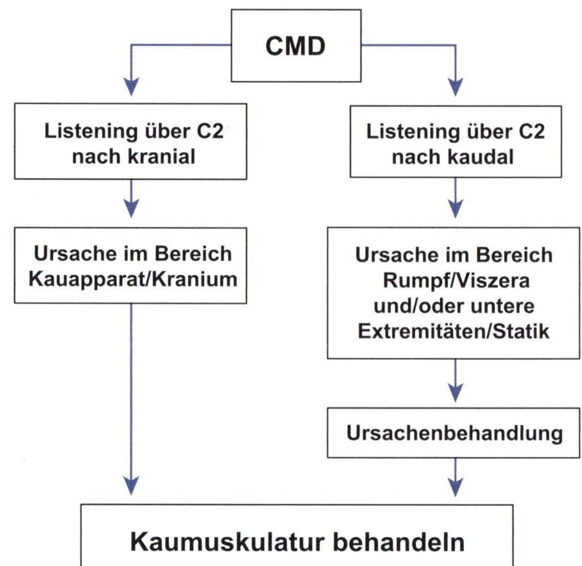

Abb. 10.7 Behandlungsalgorithmus bei kraniomandibulärer Dysfunktion [L138]

von C0 resultiert. Dysfunktionen von C1 weisen eine größere Rotationsbewegung (um den Dens axis) auf als eine Seitneigung, diese wird durch die Ligg. alaria begrenzt. Durch einseitigen Zug des M. obliquus capitis inferior wird C1 gegenüber C2 in eine Rotation zur Gegenseite und Seitneige zur gleichen Seite veranlasst (Neutraldysfunktion). Die gleichen Dysfunktionen werden auch über eine aufsteigende Verkettung der TFL ausgelöst (M. longus colli). Die einfache Differenzierungsmöglichkeit besteht in einem Listening über Dornfortsatz C2 und M. scalenus medius. Bei Gewebszug nach kranial ist ein deszendierendes, nach kaudal ein aszendierendes Verkettungsmuster anzunehmen (➤ Abb. 10.7).

MERKE

Bei Dysfunktionen der Kopfgelenke lässt sich durch „Listening" ein aufsteigendes von einem absteigenden Verkettungsmuster unterscheiden.

Auch die **Beckenregion** unterliegt Einflüssen aus dem Kauapparat: Über die TFL wird eine Tonusänderung des M. psoas initiiert, die zu einem Ilium posterior mit gleichzeitiger Blockierung des ISG (Iliosakralgelenk) ipsilateral und positivem Test auf variable Beinlängendifferenz führt.

10.5 Ergänzende Therapiemöglichkeiten

- Zahnärztlich/zahntechnisch: Okklusionsschiene, Herdsanierung, Bisslagenkorrektur (Einschleifen, Zahnersatz)
- Bei Bruxismus: Entspannungsverfahren, Psychotherapie
- Orthopädietechnisch: Korrektur von Fußfehlstellung, Ausgleich anatomischer Beinlängendifferenz bei aszendierendem Dysfunktionsmuster
- Physiotherapeutisch: Elektrotherapie, Ultraschalltherapie, KG/Osteopathie, TENS (transkutane elektrische Nervenstimulation)
- Akupunktur, Lasertherapie, Neuraltherapie

KAPITEL

11 Nacken-/Kopfschmerzen

11.1 Allgemeines

Ein Großteil der Schmerzen, die im Bereich der HWS (Halswirbelsäule) und des Kopfes empfunden werden, stammt aus der Muskulatur dieser Region und wird durch MfTrPs verursacht. Diese Muskulatur steht naturgemäß mit den lokalen knöchernen Strukturen in Verbindung, die ihren Ursprung und Ansatz darstellen. Durch den asymmetrischen Zug der Muskulatur an den Wirbelkörpern können segmentale Dysfunktionen (Blockierungen) ausgelöst und unterhalten werden. Umgekehrt führen natürlich auch diese zu Schmerzen und verursachen durch die hier generierten Efferenzen in der Muskulatur zu erhöhtem Tonus. Insofern bedingen sich beide Phänomene gegenseitig.

Auch primär degenerative Vorgänge an der WS (Wirbelsäule) können Schmerzen, erhöhten Muskeltonus und eine gestörte Wirbelmechanik hervorrufen. Werden diese zunächst medikamentös oder interventionell adäquat behandelt, kann der verbleibende Rest sehr gut mit ESWT therapiert werden.

Drei Regionen haben muskulär direkte Auswirkung auf den Kopf (mit den am häufigsten betroffenen Muskeln):

- Schultergürtel (M. trapezius pars descendens, M. levator scapulae)
- Dorsaler und seitlicher Hals (HWS-Extensoren, M. splenius capitis, Mm. scaleni medius et posterior, M. sternocleidomastoideus, M. obliquus capitis superior)
- Kopf (M. temporalis, M. masseter)

Alle lassen sich gut und erfolgreich mit der ESWT therapieren. Durch die Behandlung der Muskeln ist auch ein Teil der segmentalen Dysfunktionen behebbar oder zumindest im Anschluss viel leichter zu lösen als zuvor. Ein anderer Teil jedoch bedingt die Tonuserhöhung und die Entstehung von MfTrPs. Natürlich können auch viele andere regionale Muskeln und Muskelgruppen Schmerzen verursachen (Ullrich und Hornig 2020). Die vorgestellte Auswahl ist jedoch deutlich in muskuläre Ketten eingebunden und unterliegt dem Antagonisteneinfluss.

Ein weiterer wesentlicher Einfluss auf die Nackenregion wird aus den **Viszera von Becken-, Bauch- und Brustraum** über die TFL fortgeleitet. Hier sollte nach Ursachen geforscht werden und eine entsprechende Therapie (fachspezifisch und/oder osteopathisch neuraltherapeutisch, Akupunktur) erfolgen. Der ESWT sind diese Strukturen naturgemäß nicht oder nicht gut zugänglich.

Gerade an der HWS lässt sich hier schon vor Beginn der EWST-Therapie im Untersuchungsgang oftmals feststellen, welche Situation die andere bedingt: Durch Identifikation des Dysfunktionsmusters eines Segmentes und Längentest (z. B. nach Janda) ist differenzierbar, ob die Stellung z. B. eines Halswirbels der Verkürzung des daran inserierenden Muskels folgt oder nicht (➤ Kap. 11.4, ➤ Tab. 25.1). Im ersteren Fall bedingt mit hoher Wahrscheinlichkeit der verkürzte Muskel die Blockierung, im letzteren ist es eher umgekehrt. Dies wirkt sich auf die ideale Reihenfolge von Manipulation und ESWT aus.

11.2 Therapie

In der Nähe des Schädels und am Schädel selbst ist die rESWT aufgrund der Knochenleitung zum Innenohr mit Vorsicht einzusetzen. Die Auslösung oder Verstärkung eines Tinnitus sollte vermieden werden. Letztendlich könnten hieraus auch forensische Konsequenzen entstehen. In unserer Praxis setzen wir direkt am Schädel ausschließlich die fESWT mit der längsten Vorlaufstrecke und niedriger Energiedosis sowie niedrigerer Frequenz ein. Es gibt jedoch auch Hersteller, die für die rESWT einen weicheren Kunststoffapplikator (Soft-Tip) entwickelt haben, der gut einsetzbar ist.

Der Gefäß-Nerven-Strang des seitlichen Halses ist unbedingt aus dem Fokus des Applikators zu nehmen. Dies setzt genaue anatomische Kenntnisse beim Behandler voraus und wird außerdem durch die Ausrichtung und Größe des Applikators (rESWT) oder durch die Verwendung der fESWT (wiederum mit der längsten Vorlaufstrecke) sichergestellt. Die freie Hand des Behandlers ist immer unmittelbar am Applikator, um die genaue Positionierung zu palpieren (➤ Abb. 11.1, ➤ Abb. 11.2). Auch am seitlichen Hals verwenden wir vorzugsweise die fESWT.

TIPP

- In der Nähe kritischer Strukturen (Gefäße/Nerven) vorzugsweise mit fESWT behandeln.
- Palpierende Hand unmittelbar am Applikator führen.

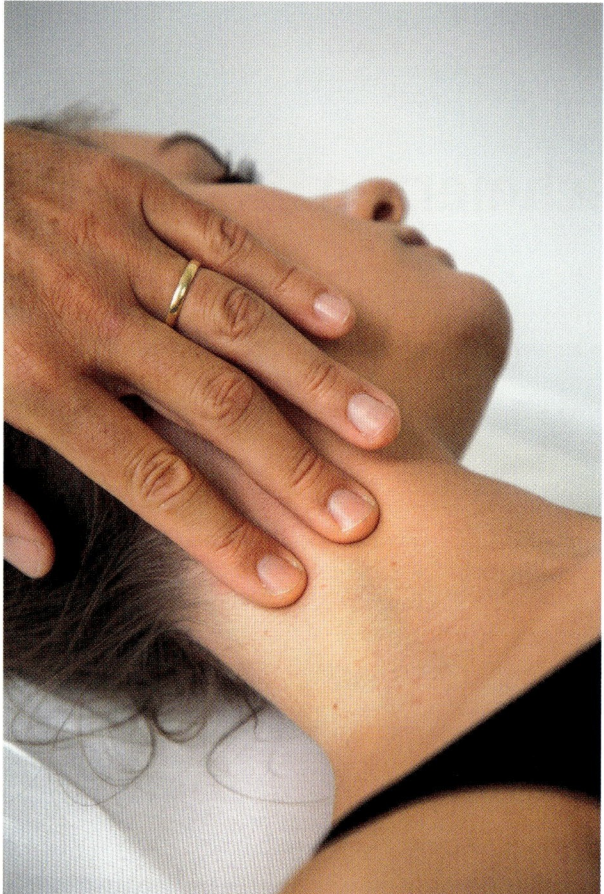

Abb. 11.1 Palpation am seitlichen Hals zur Identifikation des M. scalenus medius [M1092]

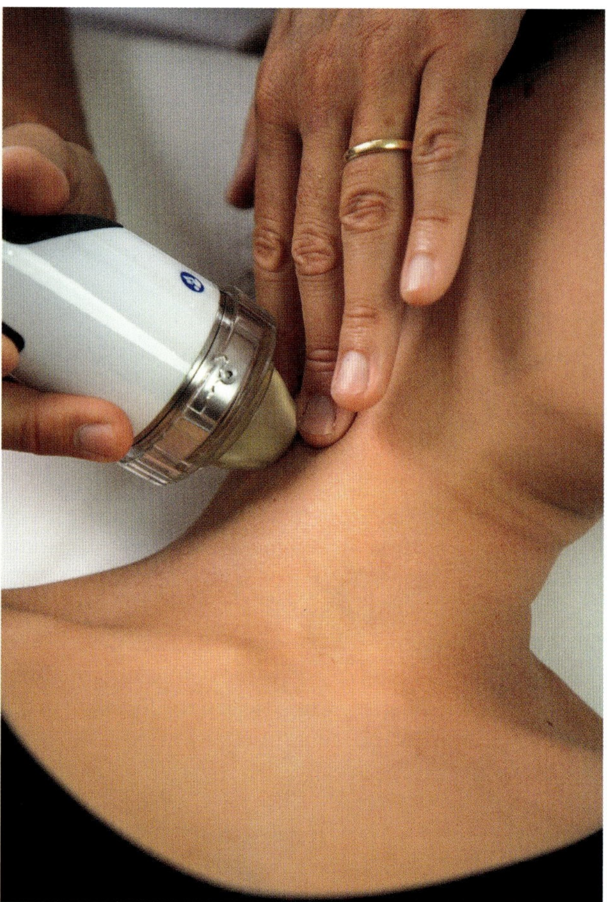

Abb. 11.2 Behandlung des M. scalenus medius mit fESWT unter gleichzeitiger Palpation [M1092]

Bei Ausrichtung der fESWT ohne Vorlaufstrecke nach kaudal/medial (M. trapezius, M. levator scapulae) den Applikator immer auch etwas nach ventral kippen (Ausrichtung der Stoßwelle nach dorsal), um Lungengewebe aus dem Fokus zu halten.

⚠ CAVE

- Vorsicht bei bestehendem Tinnitus.
- Gefäße und Nerven des seitlichen Halses sowie Lungengewebe unbedingt aus dem Fokus halten (v.a. beim Einsatz der fESWT).

Behandlungsparameter

Energie **rESWT:** 0,3–2,5 bar; **fESWT:** 0,01–0,12 mJ/mm^2
Frequenz **rESWT:** 10–12 Hz; **fESWT:** automatisch
Dieser Frequenzbereich ist bei der rESWT für das Ohr angenehmer als hohe Frequenzen.
Anzahl der Impulse **rESWT:** 3.000–8.000; 300–500 Impulse/Triggerpunkt; **fESWT:** 1.000–2.000 Impulse
Dies entspricht auch der empfohlenen maximalen Impulszahl für die kombinierte Behandlung mit rESWT und fESWT je Sitzung.

Applikator

Für den M. trapezius und M. levator scapulae idealerweise den **myofaszialen Applikator** einsetzen. Für alle anderen vorzugsweise die **fESWT mit Vorlaufstrecke II.**
Der M. sternocleidomastoideus kann mit beiden Verfahren behandelt werden (➤ Abb. 11.3, ➤ Abb. 11.4), dabei ist jedoch auf streng tangentiale Ausrichtung des Applikators unter Palpation der freien Hand des Behandlers zu achten.

MERKE

Gerade im Bereich des Nackens können als Folge der Behandlung häufiger vegetative Symptome beim Patienten auftreten. Daher eher eine niedrigere Gesamtimpulszahl wählen.
Die Behandlung von M. levator scapulae und M. trapezius kann beim Patienten einen Hustenreiz auslösen. Dieser ist jedoch unbedenklich und kann durch Positionsänderung des Applikators vermieden werden.

TIPP

Beim Behandeln am Kopf oder Hals bei der rESWT eher etwas niedrigere Frequenzen einstellen. Diese sind für das Ohr angenehmer.

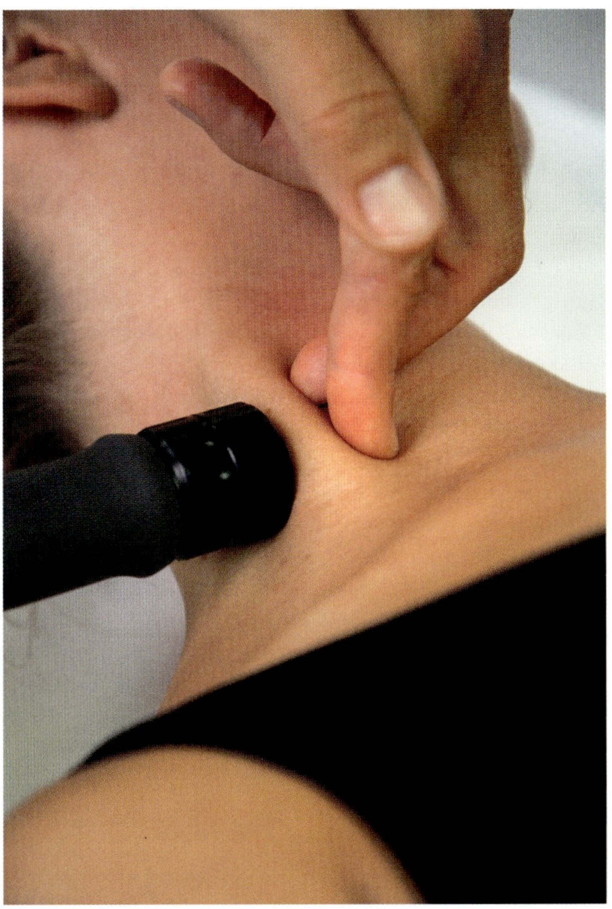

Abb. 11.3 Behandlung des M. sternocleidomastoideus mit rESWT [M1092]

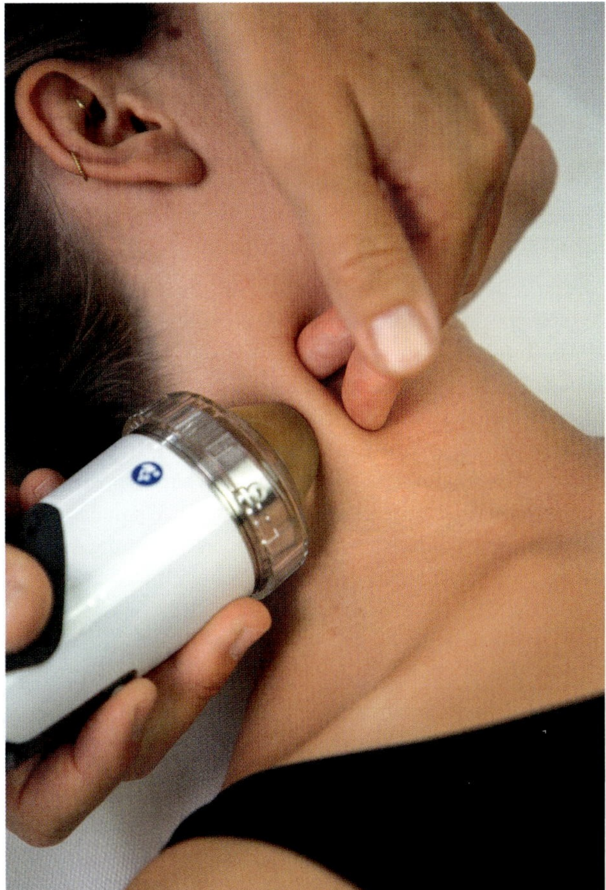

Abb. 11.4 Behandlung des M. sternocleidomastoideus mit fESWT [M1092]

11.3 Verkettungen/Antagonisten

Folgende Muskelketten sind im Bereich des Nackens und des Kopfes von MfTrPs betroffen:

- **TFL** (Mm. scaleni, M. masseter, M. temporalis): Hierüber können statische Einflüsse aus dem Rumpf sowie Einflüsse aus den abdominellen und thorakalen Viszera in die Kopf-Hals-Region transportiert werden und sich dort manifestieren. Eine CMD nimmt diesen Weg in einem absteigenden Verkettungsmuster und kann Nackenschmerzen unterhalten.
- **ORL** (HWS-Extensoren, v. a. M. obliquus capitis superior): Spannungen, die aus der gesamten ORL nach kranial aufsteigen, können im Nacken/Kopf symptomatisch werden.
- **ORAL** (M. trapezius): Tonusveränderungen, die aus den viszerosomatischen Afferenzen der Rumpfeingeweide (➤ Kap. 7) auf den aufsteigenden Trapezius aufgeschaltet werden, können in der HWS-/Kopfregion Beschwerden verursachen. Auch Schulterpathologien können im M. trapezius Symptome hervorrufen. Umgekehrt können MfTrPs des M. trapezius absteigend für eine chronische Epicondylopathia humeri radialis (➤ Kap. 13) mitverantwortlich sein.
- **LL** (M. sternocleidomastoideus, M. levator scapulae, M. splenius capitis)
- **OFL** (M. sternocleidomastoideus): Aufsteigende Spannungszüge, v. a. durch Fehlhaltung des Rumpfes bedingt, aber auch Fußfehlstellungen (Steigbügelfunktion der Sprunggelenkextensoren) können hier aktive MfTrPs verursachen.
- **SL** (M. splenius capitis, HWS-Extensoren): Spannungen aus dem gesamten Bein-/Rumpfbereich können so an die HWS weitergeleitet werden.

Ob der Einfluss über die Muskelkette von kranial (Schädel, intrakranielle Spannungen, CMD) oder von kaudal kommt, lässt sich durch ein einfaches Listening am Patienten in Rückenlage ermitteln: Ein aufgelegter Finger auf dem Dornfortsatz von C2 spürt bei Gewebszug nach kaudal eine globale Einwirkung von dort auf, die weiter differenziert werden muss.

Beide Zeige- oder Mittelfinger des Untersuchers auf dem Muskelbauch des M. scalenus medius rechts und links spüren einen möglichen ein- oder beidseitigen Zug nach kaudal und somit Einfluss v. a. über die TFL.

TIPP

Ein einfaches diagnostisches Kriterium zum Scannen der Muskelketten an der HWS ist das Listening über dem Dornfortsatz C2 und beidseits über dem M. scalenus medius (➤ Abb. 10.1, ➤ Abb. 10.2).

M. trapezius und M. sternocleidomastoideus der einen sowie M. splenius capitis der anderen Seite wirken bezüglich der **HWS-Rotation** synergistisch. Somit stellt der jeweilige ipsilaterale M. splenius capitis den **Hauptantagonisten** des M. trapezius pars descendens und M. sternocleidomastoideus dar, auf der Gegenseite ist es vor allem der M. trapezius pars descendens. Dadurch wird bei einer Verkürzung der einen Seite die Gegenseite belastet bzw. verlängert. Wenn der aktive MfTrP in der verlängerten Muskulatur liegt, muss die Antagonistenmuskulatur von latenten MfTrPs befreit werden.

MERKE

Im Bereich des Nackens idealerweise M. trapezius und M. splenius capitis **beider Seiten** zusammen behandeln.

Die **Antagonisten der Kopfreklination bzw. HWS-Extension** sind hauptsächlich die prävertebrale und infrahyale Muskulatur und die entsprechenden Faszien. Hier besteht durch die ESWT keine Behandlungsmöglichkeit. Manualtherapeutisch bzw. osteopathisch lassen sich jedoch gute Ergebnisse erzielen.

11.4 Schlüsselregionen und Dysfunktionen

Entscheidende Auskunft gibt die Position der **Scapula.** Durch ihre Verbindung zur oberen HWS und zum Schädel über M. levator scapulae und M. trapezius kann sehr gut ermittelt werden, wo sich die maßgebliche Verkürzung einer Kette, die Auswirkung auf die symptomatische Region hat, befindet (➤ Kap. 6.1.2).

Eine weitere aufschlussreiche Region ist die **obere HWS.** Das jeweilige Dysfunktionsmuster der oberen Halswirbelsegmente lässt differenzieren, ob die Dysfunktion eher Ursache oder Effekt der Tonuserhöhung eines Muskels sein könnte (➤ Kap. 3, ➤ Tab. 25.1). Daraus ergibt sich wiederum die Reihenfolge der Behandlung mit ESWT bzw. Manipulation. Eine Dysfunktion, die der **Verkürzungsrichtung** der inserierenden Muskulatur **folgt,** ist eher Konsequenz, ein Dysfunktionsmuster, das dieser Richtung **entgegengerichtet** ist, eher Ursache der lokalen Symptomatik.

Beispiel

M. levator scapulae

Die **primäre Verkürzung** des M. levator scapulae wirkt sich auf beide Insertionen des Muskels aus. Man würde also bezüglich der Scapula eine Position in Richtung Elevation, Adduktion und Außenrotation (über eine sagittale Achse) erwarten. Die Insertion vor allem an den Querfortsätzen von C1 und C2 würden diese extendiert, zur gleichen Seite geneigt und rotiert halten (non-neutrale ERS-Dysfunktion). Findet sich diese Situation, ist die **primäre Behandlung des Muskels** mit großer Wahrscheinlichkeit erfolgversprechend, die Dysfunktionen der oberen HWS lösen sich dann entweder spontan oder können sehr leicht durch Manipulation behandelt werden.

Folgen jedoch eine oder beide Insertionsgebiete nicht diesem Muster, muss postuliert werden, dass der überwiegende Einfluss aus einer anderen Richtung erfolgt und der M. levator scapulae nur auf diesen reagiert (➤ Abb. 11.5).

Findet sich z. B. an C1 eine Neutraldysfunktion NSR nach der Gegenseite geneigt (z. B. über kontralateralen M. scalenus medius), ist diese Dysfunktion primär zu behandeln (eventuell über den kontralateralen M. scalenus).

Ist die Scapula z. B. nach kaudal eingestellt, sind zunächst diejenigen Einflüsse, die dieses bewirken, zu eliminieren. Dann erst ist die obere HWS bzw. die Trapezmuskulatur mit nachhaltigem Effekt therapierbar (➤ Abb. 11.6).

Ein typisches Belastungsprofil des M. levator scapulae entsteht durch eine Verkürzung des M. pectoralis minor beim Ventralverfall des Schultergürtels mit und ohne Blockierung der 3.–5. Rippe (➤ Kap. 6, ➤ Kap. 12). Dabei positioniert

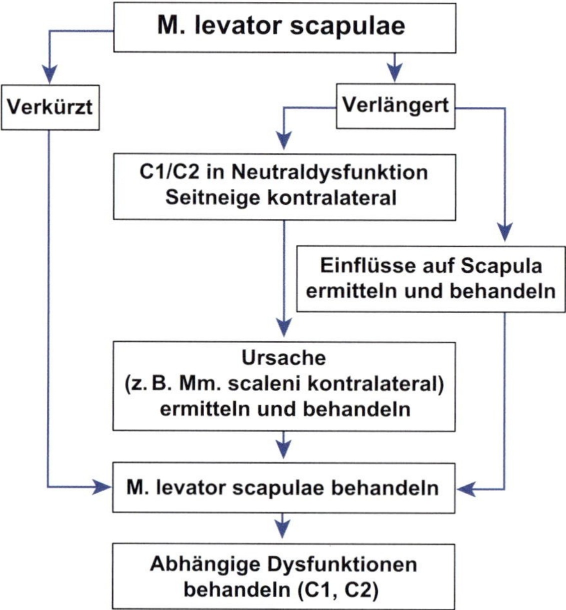

Abb. 11.5 Behandlungsalgorithmus M. levator scapulae [L138]

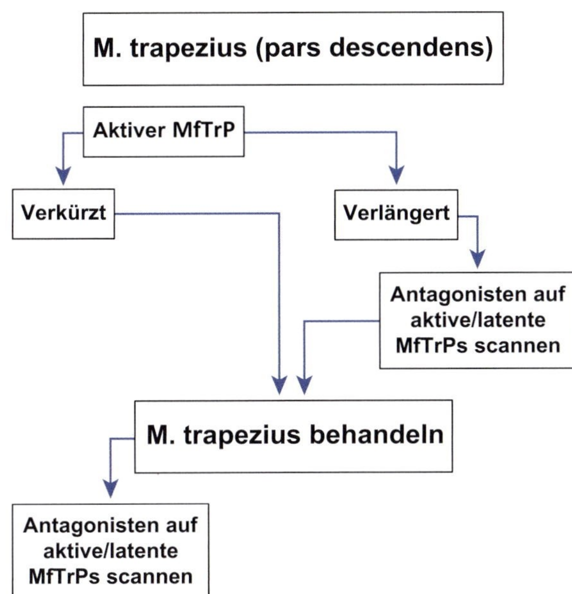

Abb. 11.6 Behandlungsalgorithmus M. trapezius pars descendens [L138]

sich die Scapula eleviert, abduziert und über die Sagittalachse innenrotiert sowie mit dem kranialen Anteil nach ventral gekippt. Dies verlagert den Ansatz des M. levator scapulae am Angulus superior und der Margo medialis relativ gesehen nach kaudal. Eine ERS-Dysfunktion von C1 und/oder C2 hätte demnach im vorderen oberen Thoraxquadranten ihren Ursprung. ■

Großen Einfluss auf die Muskulatur der HWS haben Afferenzen aus dem Trigeminusgebiet bei der CMD (➤ Kap. 10): Zähne, Kiefergelenke und Kaumuskeln projizieren das verlängerte Mark des Hirnstamms, wo sie über Interneurone auf die motorischen Kerne der die Nackenmuskulatur versorgenden Nervenwurzeln aufgeschaltet werden können und dort den Tonus erhöhen.

MERKE

Neutraldysfunktionen der mittleren HWS werden häufig durch den M. scalenus medius, Non-Neutraldysfunktionen von C1 und C2 durch den M. levator scapulae unterhalten.
Bei chronischen Nackenbeschwerden kann auch eine CMD die Ursache sein, hierbei resultieren häufig Neutraldysfunktionen von C0–C2.

11.5 Ergänzende Therapiemöglichkeiten

- Physiotherapeutisch: KG zur Stabilisation der WS, Behebung muskulärer Dysbalancen, Muskelaufbau, Massagen, Wärmeanwendung, Schröpfen, Elektrotherapie, Tapen
- Medikamentös: Muskelrelaxanzien, bei degenerativ bedingten entzündlichen Zuständen an der Wirbelsäule NSAR/Kortikoide, Quaddeltherapie
- Akupunktur
- Entspannungsübungen, Biofeedback, psychotherapeutische Verfahren

KAPITEL

12 Schulterschmerzen (z. B. Impingement-Syndrom)

12.1 Allgemeines

Die Behandlung von Schulterschmerzen mit der ESWT stellt wohl die größte Herausforderung für den Therapeuten dar, da sich hier strukturelle und funktionelle Probleme vermischen, überdecken und gegenseitig beeinflussen. Die ESWT kann Schmerzen mindern, Muskel- und Gelenkfunktion verbessern und zusätzlich regenerative Prozesse anregen.

Initial ist es von größter Bedeutung, die schmerzverursachende(n) Struktur(en) sicher zu identifizieren. Hierzu dienen die klassischen Schultertests (Impingement-Tests etc.) in Kombination mit Muskeltests.

Eine primär artikuläre Schultererkrankung geht immer auch mit einer konsekutiven muskulären Komponente einher, die es zu behandeln gilt, will man das bestmögliche therapeutische Ergebnis erzielen. Auf der anderen Seite initiiert und begünstigt eine gestörte Muskelfunktion des Schultergürtels die Entstehung einer Gelenkerkrankung.

MERKE

Bei Schulterschmerzen immer in den Kategorien Struktur **und** Funktion denken.

Die Analyse der muskulären Situation mit Verkürzungstests ist essenziell, da viele pathologische Zustände an der Schulter erst über eine muskulär bedingte Fehlpositionierung v. a. der Scapula entstehen. Hier ist die Identifikation verkürzter, mit **latenten** Triggerpunkten behafteter Muskeln entscheidend. Von diesen werden oft die symptomatischen, häufig in einem verlängerten Muskel vorhandenen **aktiven** Triggerpunkte initiiert und unterhalten.

MERKE

Gerade bei Schulterbeschwerden spielen Muskeln mit **latenten MfTrPs** eine herausragende Rolle.

Das klassische Impingement beschreibt ein Missverhältnis zwischen Raumbedarf und verfügbarem Raum zwischen Schulterdach (Akromion, Lig. coracoacromiale) und Humeruskopf und führt bei Abduktion und Elevation des Oberarms zur Einklemmung der dazwischenliegenden Weichteilstrukturen (Rotatorenmanschette, Bursa subacromialis, lange Bizepssehne).

Zum Teil bestehen strukturelle Ursachen wie Ausformung der Akromionunterfläche (n. Bigliani) oder AC-Gelenksarthrose mit kaudaler Kapselverdickung und subakromialem Knochensporn. Es kann aber auch die Kombination einer muskulären Fixation der Scapula mit deren Unvermögen, bei Abduktion und Elevation das Schulterdach nach ventral und lateral zu öffnen, vorliegen. Auch die ausschließlich muskulär bedingte Fehlpositionierung des Schulterdaches reicht aus, eine Impingement-Symptomatik zu verursachen.

Überwiegt der M. deltoideus, der bei Aktivierung die Tendenz zeigt, den Humeruskopf nach kranial zu bewegen, kräftemäßig gegenüber dem humeruskopfzentrierenden M. supraspinatus, kommt es ebenfalls zu einem funktionellen Impingement.

Umgekehrt entsteht eine AC-Gelenksarthrose häufig, weil die ventralseitig an Clavicula und Scapula ansetzenden, muskulär-faszialen Strukturen das Gelenk komprimieren. Auch Rotatorenmanschettendefekte und die Entstehung einer Tendinosis calcarea werden durch eine Engesituation unter dem Schulterdach begünstigt.

MERKE

An der Schulter beeinflussen sich Form und Funktion in ganz erheblichem Maße gegenseitig.

Der Schultergürtel erfährt eine Vielzahl von Ferneinflüssen über muskuläre/bindegewebige Verkettungen aus den Bereichen HWS, zervikothorakaler Übergang, mittlere BWS und lumbosakraler Übergang. Diese Regionen müssen in die Diagnostik mit einbezogen werden.

⚠ CAVE

Bei einem funktionellen Impingement sollte in keinem Fall der Versuch einer chirurgischen Lösung (subakromiale Dekompression) unternommen werden, da hierdurch die Problematik verschlimmert wird.

12.2 Therapie

Beim Impingement gibt es zwei Zielpunkte der Therapie:

- Die Strukturen, die unter dem Schulterdach komprimiert werden und eine schmerzhafte Entzündung aufweisen (die Sehnen der RM = Rotatorenmanschette)
- Die Muskeln, die für die Fehlpositionierung der Scapula und des Humeruskopfes im Glenoid verantwortlich sind oder mit Ausbildung von MfTrPs auf die Gelenkpathologie reagieren

Sowohl rESWT als auch fESWT können angewendet werden, wobei mit der fESWT die Strukturen, die in einer größeren Gewebstiefe liegen (dicker Weichteilmantel), besser erreicht werden können. Auch eine ausschließliche Therapie mit rESWT ist an der Schulter möglich und erfolgreich. Hierzu kann man unterschiedliche Applikatoren einsetzen (z. B. Sehnenapplikator für die RM, myofaszialer Applikator für die Muskelbäuche). Für die fESWT (falls vorhanden) eignen sich vorzugsweise:

- Terminale Sehnen der Rotatorenmanschette (einschließlich Tendinosis calcarea) und der Muskelbauch des M. supraspinatus vor Eintritt unter das Akromion
- M. levator scapulae (➤ Abb. 12.1)

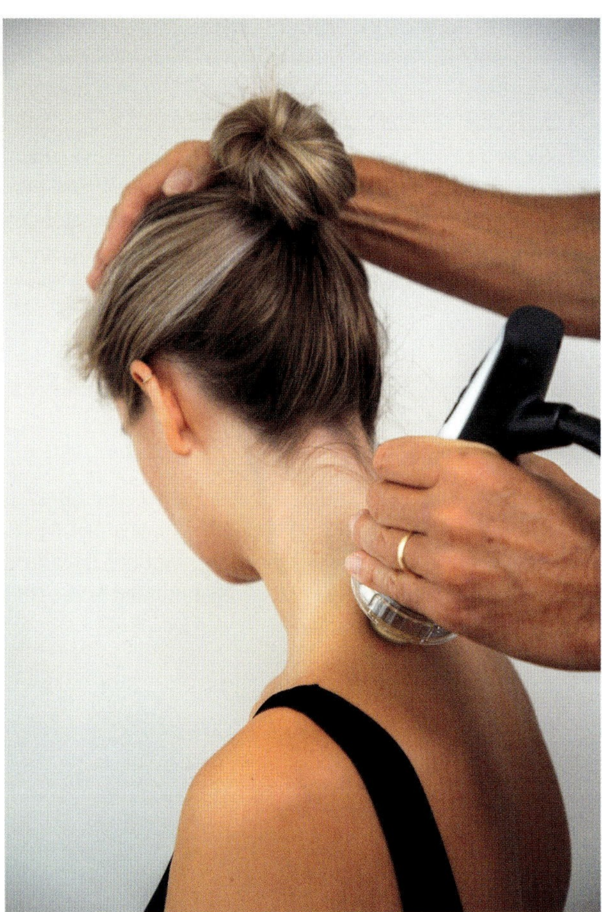

Abb. 12.1 Behandlung des M. levator scapulae mit fESWT [K420]

MERKE

Bei Therapie der Sehnen der RM immer auch die Bäuche der entsprechenden Muskeln mitbehandeln.

Behandlungsparameter

fESWT Im Bereich der Insertion der RM mit der langen Vorlaufstrecke (VLS II) behandeln. Über den Muskelbäuchen (z. B. M. supraspinatus) entsprechend der erforderlichen Eindringtiefe.
Energie **rESWT:** 0,3–2,5 bar; **fESWT:** 0,01–0,2 mJ/mm²
Frequenz **rESWT:** 10–15 Hz; **fESWT:** automatisch
Anzahl der Impulse **rESWT:** 4.000–8.000 für den gesamten Komplex der schulterübergreifenden Muskulatur; 300–500 Impulse/Triggerpunkt; **fESWT:** bis 2.000 Impulse je Behandlungssitzung.
Anzahl der Therapiesitzungen 4–6 im Abstand von einer Woche; fESWT bei Tendinosis calcarea 3–4 im 14-tägigen Abstand.

Applikator

Im Bereich der Rotatorenmanschette selbst:
fESWT Vorlaufstrecke II
rESWT Sehnenapplikator
Für die Muskelbäuche:
rESWT Myofaszialer Applikator

12.3 Verkettungen/Antagonisten

Die Scapula ist eine der wichtigsten diagnostischen Schlüsselregionen (➤ Kap. 6.1.2) und in eine Reihe verschiedener Muskelketten eingebunden.

Je nach Stellung der Scapula, die man durch aktive und passive Funktionsprüfungen sowie durch das Listening (v. a. im Seitenvergleich) ermittelt, lässt sich die Reihenfolge der zu behandelnden Muskeln ermitteln.

Folgende Muskelketten nach Myers inserieren an Scapula und Humerus und können betroffen sein:

- **ORAL:** M. trapezius pars ascendens und descendens, M. deltoideus. Hier kann auch die Aufschaltung viszerosomatischer Afferenzen (➤ Kap. 7) eine Rolle spielen,
- **TRAL:** M. levator scapulae, M. rhomboideus, M. supraspinatus, M. infraspinatus, M. teres minor, M. subscapularis, M. triceps brachii
- **OVAL:** M. pectoralis major, M. latissimus dorsi
- **TVAL:** M. pectoralis minor, M. biceps brachii
- **SL:** M. levator scapulae, M. rhomboideus, M. serratus anterior

Entscheidend für die Therapie ist die Identifikation der initial verkürzten Struktur einer Antagonistenpaarung, denn diese hält die Scapula in ihrer Fehlposition.

Vor allem aus der Position der Scapula in der Frontalebene (kranial/kaudal, medial/lateral und innen-/außenrotiert) sowie der Rotation des Humerus (innen/außen) lässt sich erschließen, welches der an der entsprechenden Bewegung beteiligten Muskelpaare primär verkürzt ist.

Maßgeblich für die **Innenrotation** des Humerus sind: M. pectoralis major, M. subscapularis, M. teres major, M. latissimus dorsi, M. deltoideus pars clavicularis. Dementsprechend sind die antagonistischen **Außenrotatoren:** M. infraspinatus, M. teres minor, M. deltoideus pars spinalis.

MERKE

Der verkürzte Anteil eines Antagonistenpaares wird vorrangig mit der ESWT behandelt, unabhängig davon, ob er den aktiven MfTrP enthält oder nicht.

Beispiel

M. latissimus dorsi

Die Scapula wird im Listening als lateralisiert, kaudalisiert und außenrotiert wahrgenommen. Durch das relative Tiefertreten des Akromions gegenüber dem Humeruskopf und das Unvermögen, bei Abduktion den Subakromialraum nach lateral zu öffnen, entsteht ein Impingement. Zusätzlich findet man über dem proximalen Humerus ein Listening in die Innenrotation (verstärkt gegenüber der kontralateralen Seite).
Symptomatisch sind der Subakromialraum, der Rand des M. trapezius pars descendens und die Region kaudal der Spina scapulae.
Die Funktion der Scapula wird also maßgeblich durch den M. latissimus dorsi eingeschränkt (Kaudalisierung, Lateralisierung, Außenrotation Scapula, Innenrotation Humerus). Dieser ist **verkürzt.** Symptomatisch sind aber unter anderem **verlängerte** Antagonisten (M. trapezius, M. infraspinatus).
Zunächst müssen die MfTrPs im M. latissimus dorsi beseitigt werden. Erst dann gelingt es, die symptomatischen Muskelanteile nachhaltig zu therapieren. Im Anschluss erfolgt dann die Behandlung der aktiven MfTrPs.

TIPP

Einen interessanten Fall stellt der **doppelte Antagonisteneinfluss** dar, der durch einen verkürzten M. pectoralis major (oder M. latissimus dorsi oder M. subscapularis) zunächst Stress auf den M. infraspinatus ausübt (dieser ist verlängert). Dieser wiederum steuert den Vorderrand des M. deltoideus doppelt an, einmal als mechanischer Stress und zusätzlich durch einen Satellitentriggerpunkt. Ursprung des Schmerzes im vorderen M. deltoideus wäre demnach ein verkürzter M. pectoralis major.
Konstellation: M. pectoralis major verkürzt (latenter MfTrP), M. infraspinatus verlängert (latenter oder aktiver MfTrP), M. deltoideus pars acromialis (verkürzt), aktiver MfTrP.

12.4 Schlüsselregionen und Dysfunktionen

Die entscheidende Schlüsselregion für die Schulter stellt naturgemäß die **Scapula** dar. Aber auch ihre muskulären Verbindungen zur oberen HWS und zum lumbosakralen Übergang sollten bei der Diagnostik bewertet werden. Auch Verbindungen zu anderen Regionen wie den Rippen (M. serratus anterior, M. pectoralis minor) und dem zervikothorakalen Übergang sowie der BWS (M. trapezius, M. latissimus dorsi) spielen eine Rolle.

Dabei sollte immer auch überlegt werden, ob der Muskel, der eine Auslenkung der Scapula aus der Idealposition bewirkt, auch an der anderen Insertion eine Positionsveränderung (ggf. einschließlich einer Dysfunktion) hervorruft, die durch eine primäre Verkürzung des Muskels entsteht. Mit hoher Wahrscheinlichkeit ist dann dieser Muskel die **Ursache** der Skapulaveränderung und wird primär mit der ESWT behandelt. Ist jedoch die Position der von der Scapula abgewandten Insertion in die gegenteilige Richtung verändert, ist der betroffene Muskel lediglich **Überträger** der auf die Scapula einwirkenden Kraft. Er wird zwar bei Vorliegen von (latenten) MfTrPs behandelt, die Ursache der Verkürzung liegt jedoch an der letztgenannten Insertion oder peripher davon.

Beispiel

M. latissimus dorsi

Bei primären (auch latenten) MfTrPs im M. latissimus dorsi wird die Scapula wie oben beschrieben positioniert. Die kaudale Insertion an Beckenkamm und Sakrum würde dadurch nach kranial bewegt, was in einem ipsilateralen Ilium anterior und eventuell einer ISG-Dysfunktion resultierten könnte. Findet sich dies jedoch nicht bestätigt, sondern liegt zum Beispiel ein Ilium posterior vor, muss weiter nach einer Ursache gesucht werden. Es entsteht dadurch ein kaudaler Zug auf den M. latissimus dorsi, der auf die Scapula fortgeleitet wird.

Bei einer Stellungsveränderung der Scapula in Richtung Ventralkippung und Innenrotation erfolgt die hauptsächliche Krafteinleitung vom M. pectoralis minor auf den Processus coracoideus. Ist der Muskel primär verkürzt, sollte seine Insertion an der 3. bis 5. Rippe diese in **Inspirationsstellung** halten und ggf. eine entsprechende Dysfunktion bewirken. **Zuerst** wird also der **Muskel** behandelt, dann werden, bei Persistenz der Dysfunktion(en), die Rippen manipuliert. Über die Rippen werden oft auch BWK-Dysfunktionen verursacht (i. d. R. neutrale Typ-I-Dysfunktionen nach Fryette).

Sind jedoch die Rippen in **Exspirationsstellung** blockiert, sind sie höchstwahrscheinlich für die Tonuserhöhung des Muskels verantwortlich und sollten **vor** der Muskelbehandlung manipuliert werden (➤ Abb. 12.2).

12.5 Ergänzende Therapiemöglichkeiten

- Physiotherapeutisch: koordinationsverbessernde Maßnahmen für die schulterübergreifende Muskulatur, Kräftigung der auf den Humeruskopf depressorisch und zentrierend wirkenden Muskeln, Taping, Ultraschalltherapie, Elektrotherapie
- Selbstbehandlung durch Patienten: Dehnung der verkürzten Muskeln, Kräftigung der verlängerten und abgeschwächten Muskeln, Faszienrolle, -ball

⚠ CAVE

Die Kräftigung vor allem der Außenrotatoren ist erst nach Ausschaltung der MfTrPs in der verkürzten Antagonistenmuskulatur effektiv!

- Medikamentös: Antiphlogistika oral, Infiltrationen subakromial bei Bursitis und an Insertionszonen (Kortikoide zurückhaltend; vorzugsweise z. B. Arnikapräparate plus Procain)
- Akupunktur, Lasertherapie, Magnetfeldtherapie

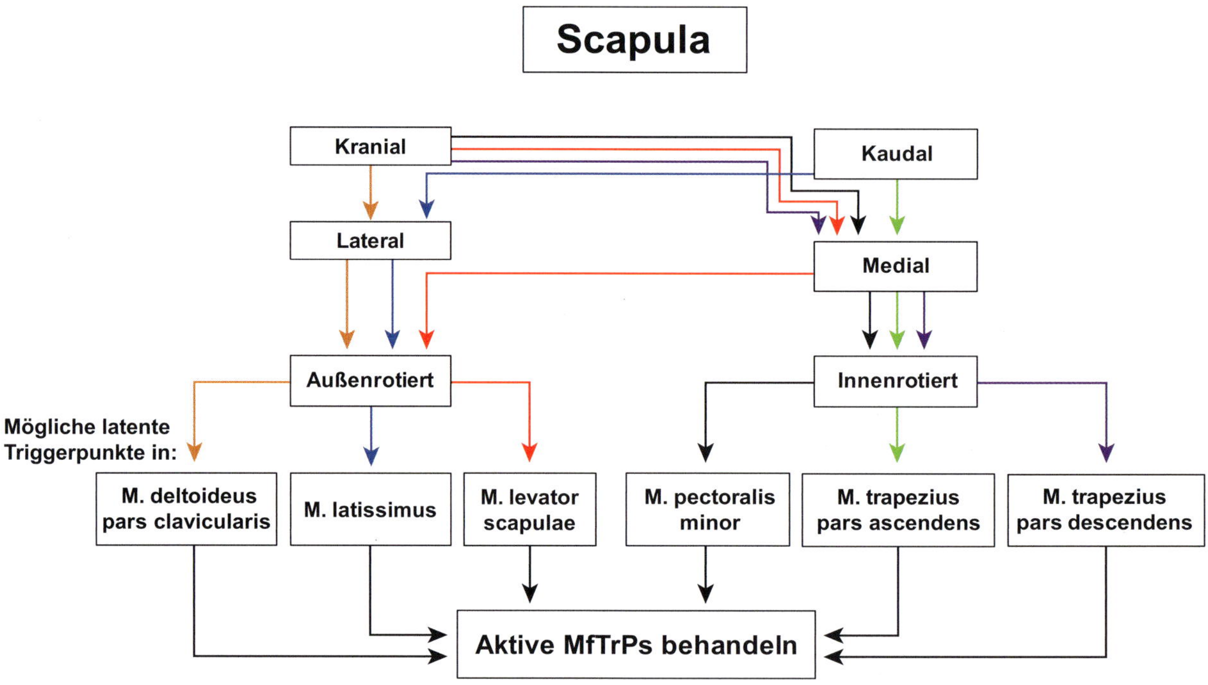

Abb. 12.2 Behandlungsalgorithmus bei Schulter-Impingement [L138]

KAPITEL

13 Epicondylitis humeri radialis und ulnaris

13.1 Allgemeines

Die Epicondylitis humeri radialis (auch Epicondylitis humeri lateralis, „Tennisellenbogen", ECHR) und die Epicondylitis humeri ulnaris (auch Epicondylitis humeri medialis, „Golferellenbogen") sind sehr häufig in der orthopädischen Praxis anzutreffende Beschwerdebilder. Einige Fälle lassen sich schnell therapieren, andere hingegen zeigen sich sehr hartnäckig und chronifizieren.

Die Epicondylitis humeri radialis ist ein sehr gutes Beispiel für übergeordnete Einflüsse, die das Beschwerdebild unterhalten und chronifizieren lassen können (➤ Abb. 3.4). Ohne die Berücksichtigung dieser Faktoren ist die Behandlung mit der ESWT möglicherweise nicht so erfolgreich wie gewünscht. Vermutlich wurde sie auch deshalb wieder aus dem Katalog der erstattungsfähigen Leistungen der privaten Krankenversicherungsträger entfernt. Bei Berücksichtigung der nachfolgenden Punkte lässt sich ein therapeutischer Misserfolg mit größerer Wahrscheinlichkeit vermeiden.

Die gut zu therapierenden Fälle sind in der Regel diejenigen, die aufgrund einer typischen, kurzzeitig einwirkenden Überlastungssituation der Unterarmmuskulatur entstanden sind (Tennis/Golf, handwerkliche Tätigkeiten). Hierbei werden **normal belastbare** Strukturen einer mechanischen **Überlastung** ausgesetzt. Dieser mechanische Stress wirkt nicht weiter ein, Muskel- und Sehnengewebe sowie die Insertionszone am Epikondylus können mit entsprechender therapeutischer Unterstützung regenerieren.

Anders gelagert sind jene Fälle, bei denen kein Auslöseereignis ermittelt werden kann. Hierbei ist anzunehmen, dass Alltagsbelastungen **minder belastbare** Strukturen **überfordern.**

MERKE
Eine Epikondylitis ohne klassischen Auslösemechanismus in der Anamnese ist verdächtig auf das Vorliegen latenter MfTrPs in der betroffenen muskulären Kette oder in der Antagonistenmuskulatur.

Die Ursache dieser Anfälligkeit kann in verschiedenen Ausgangssituationen bestehen:

- **Sensibilisierung** der abhängigen Muskulatur durch ein Nervenkompressionssyndrom (zervikal, Plexus brachialis) im Sinne einer erhöhten Grundspannung oder durch „periphere Sensibilisierung" mit der Entstehung eines Satellitentriggerpunktes.
- Sehr häufig durch **fortgeleitete Spannungen** über die faszialen Verbindungen. Hierbei stellt der jeweilige Epikondylus eine Anheftungszone dar, an der die durchziehenden Kräfte in das Periost eingeleitet werden. Entstehungsort ist aber oft ein weit vom Manifestationsort entfernt gelegener Punkt. Dieser kann ein Triggerpunktgeschehen in einer muskulären Kette sein, zusätzlich auch eine damit in Verbindung stehende manualmedizinische Dysfunktion. Diese beiden gilt es aufzuspüren und zu behandeln. Dabei kann die Dysfunktion Aufschluss darüber geben, ob sie Ursache des Problems oder ebenfalls Folge einer primären muskulären Verkürzung ist (➤ Kap. 13.4).

13.2 Therapie

Eine unkomplizierte Epikondylitis lässt sich gut unterstützend mit der ESWT behandeln. Dabei genügt es meistens, die in der Unterarmmuskulatur befindlichen MfTrPs mit der rESWT aufzulösen. Hierzu sind in der Regel nur wenige Behandlungssitzungen erforderlich.

Bei chronifizierten Verläufen sollte man sowohl die muskulären Verbindungen als auch die Insertionszone selbst behandeln. Für letztere ist die fESWT vorzuziehen, aber auch die Behandlung mit der rESWT und entsprechendem Applikator (Sehnenapplikator) ist erfolgversprechend.

MERKE
Eine akute Epikondylitis mit typischer kurzzeitiger Überlastungssituation in der Anamnese lässt sich meist allein über die Muskulatur behandeln.
Bei chronischen Verläufen mit entzündlichen Veränderungen der Insertionszone am Epikondylus ist diese mitzubehandeln (fESWT oder andere Verfahren), damit der hier entstehende Schmerz nicht selbst die Tonuserhöhung der Unterarmmuskulatur bedingt.

Behandlungsparameter

Energie **rESWT:** 0,3–2,5 bar; **fESWT:** 0,01–0,2 mJ/mm²
Frequenz **rESWT:** 10–15; **fESWT:** automatisch
Anzahl der Impulse **rESWT:** 4.000–8.000 bei Behandlung der „Kette", ca. 2.000–3.000 für den Unterarm, streck- bzw. beugeseitig; 300–500 pro Triggerpunkt; **fESWT:** 1.000–2.000 an Insertionszone.
Anzahl der Behandlungssitzungen 1–3 bei unkomplizierter akuter Epikondylitis, bei chronischen Verläufen 4–6(8), jeweils im Abstand einer Woche.

Applikator

Für die Unterarmmuskulatur und die muskuläre Kette: myofaszialer Applikator

Für die Sehneninsertion: Sehnenapplikator oder fESWT mit Vorlaufstrecke II

13.3 Verkettungen/Antagonisten

Die Epikondylen sind Anheftungszonen für die vier Armlinien nach Myers. Über alle vier Strecken können dort entstehende Kräfte in den Epikondylus eingeleitet werden. Jeder Muskel, der Bestandteil der Verkettung ist, kann über MfTrPs Ursprungsort des Problems sein. Dabei geben die übrigen Anheftungsstellen am Skelett bzw. entsprechende Schlüsselregionen Auskunft darüber, wo dieser Ursprungsort zu finden und dementsprechend zu therapieren ist.

Ein zentrifugaler Spannungszug (von zentral nach peripher verlaufend) ist an den Armen wesentlich häufiger als ein zentripetaler (von peripher nach zentral verlaufend). Demzufolge sind die unterhaltenden Faktoren eine komplizierten Epikondylitis eher stammnah als am Handgelenk zu finden.

Durch das osteopathische **Listening** kann hier schnell eine Orientierung erfolgen: Zieht es die leicht auf den Unterarm aufgelegte Hand des Untersuchers in Richtung Handgelenk, ist der Ursprung der Symptomatik hier zu finden. Erfolgt der Zug in Richtung Ellenbogen, dann ist hier oder proximal davon die Quelle zu suchen. Anschließend legt der Untersucher die Hand auf die Lateralseite des Oberarms. Ist der Gewebszug nach distal gerichtet, ist vorrangig dort zu behandeln (Unterarmmuskulatur), bei Zug nach proximal ist als nächste Palpationsstelle die Scapula zu überprüfen. Deren Stellung bzw. Zugrichtung gibt weitere Auskunft über Verkürzungen der daran ansetzenden Muskulatur.

Der **Epicondylus lateralis** ist Verankerungszone sowohl der oberflächlichen **(ORAL)** als auch der tiefen **(TRAL)** rückwärtigen Armlinie nach Myers.

Bei einem Listening über der Außenseite des Oberarms nach proximal muss vermutet werden, dass der Ursprung der Spannungseinleitung in den Epikondylus hier liegt. Entscheidende Information gibt die Scapula. Je nach ihrer Position und dem Listening über der Scapula können sowohl die HWS (M. trapezius, M. levator scapulae), die BWS (M. rhomboideus, M. trapezius pars ascendens), die Beckenregion (M. latissimus) und darüber die Verbindung zu den unteren Extremitäten und die Rippen (M. serratus anterior) verantwortlich gemacht werden. Die Ausschaltung der MfTrPs in den entsprechenden Strukturen führt dann zu einer Entlastung des Epicondylus lateralis.

Entsprechend ist der **Epicondylus medialis** in die tiefe **(TVAL)** und oberflächliche **(OVAL)** Armlinie nach Myers integriert. Hier sind die Scapula (OVAL) über den M. pectoralis major und minor sowie die kranialen Rippen über den M. pectoralis minor mit den entsprechenden Muskelketten verbunden.

Die jeweils antagonistische Unterarmmuskulatur hat bei einer Verkürzung ebenfalls einen negativen Einfluss auf die symptomatische Muskelgruppe und sollte zumindest einem Längentest unterzogen sowie ggf. behandelt werden. Auch die Verkettung der Antagonisten kann gescannt werden, um hierin liegende MfTrPs zu identifizieren:

- Um eine Verkürzung der Handgelenksstreck- oder -beugemuskulatur festzustellen, werden beide Hände des Patienten bei gestrecktem Ellbogengelenk passiv nach dorsal und palmar bewegt (➤ Abb. 13.1, ➤ Abb. 13.2). Dabei werden im Seitenvergleich das absolute Ausmaß sowie das Endgefühl (hart oder weich, federnd) evaluiert.

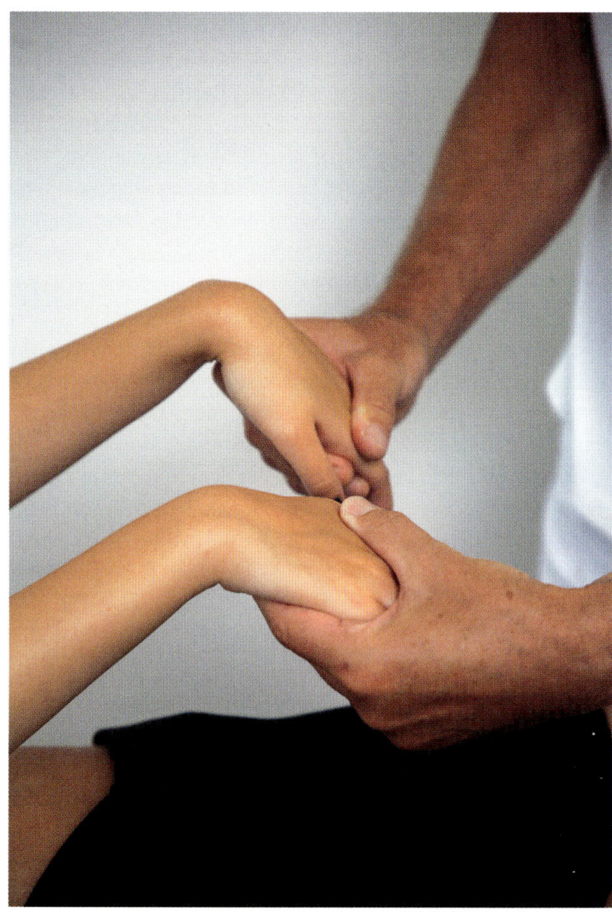

Abb. 13.1 Verkürzungstest der Handgelenkstrecker, links positiv [K420]

13.4 Schlüsselregionen und Dysfunktionen

Distal können Blockierungen der **Handwurzelknochen** oder des distalen **Radioulnargelenks** ursächlich für eine Überlastung der Unterarmmuskulatur sein. Diese sollten in jedem Fall zu behoben werden.

Am Thorax sind als Ursprung der TVAL die **3.–5. Rippe** wichtige Informationsquellen. Sind sie in Inspirationsstellung „blockiert", liegt die Ursache wahrscheinlich im M. pectoralis minor selbst. Bei einer Blockierung in Exspirationsstellung ist die Rippendysfunktion oft Quelle der in die TVAL eingeleiteten Spannung.

Im Bereich der ORAL ist der **M. trapezius** entscheidender Überträger von Auswirkungen segmentaler Dysfunktionen der HWS und der BWS auf die in den Arm auslaufende Muskelkette. Gerade an der BWS entstehen durch viszerosomatische Aufschaltungen von Afferenzen aus den Bauch- und Brusteingeweiden Dysfunktionen (typischerweise osteopathische, non-neutrale Typ-2-Läsionen nach Fryette), die letztendlich eine Tonuserhöhung an der Handgelenkstreckmuskulatur verursachen und unterhalten können. In diesem Fall wäre eine internistische Pathologie die Quelle für eine anhaltende Epikondylitis und entsprechend mitzubehandeln.

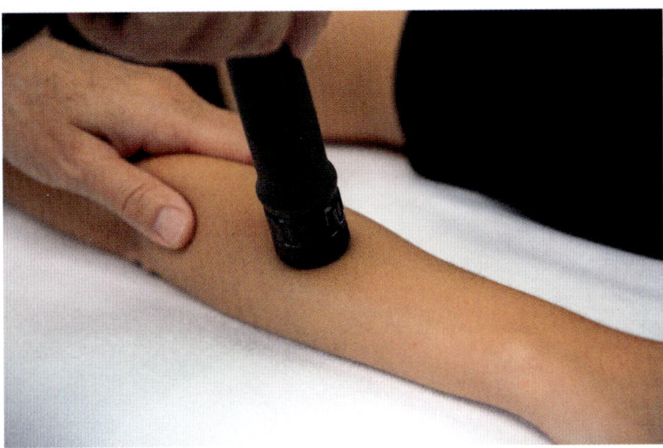

Abb. 13.2 rESWT der Handgelenksstrecker [K420]

Der **M. latissimus** als Bestandteil der OVAL kann Spannungen aus der LWS und dem Beckenbereich und somit aus den unteren Extremitäten in den Oberarm fortleiten. Dabei wechselt der erhöhte Tonus bzw. die Verkürzung von der ORL auf die OVAL, hier gibt die Stellung des ipsilateralen Iliums Aufschluss über den Ursprung. Bei einem Ilium anterior ist es wahrscheinlicher, dass die Verkürzung im M. latissimus generiert wird, bei einem Ilium posterior eher im dorsalen Bereich der unteren Extremität. In letzterem Fall wäre diese dann entsprechend auf MfTrPs zu untersuchen. Die Rotationsbewegung des Iliums gegenüber dem Sakrum führt häufig zu entsprechenden Dysfunktionen des gleich- oder gegenseitigen ISGs.

Auch hier wird, wie überall, eine Dysfunktion, die als Folge einer muskulären Verkürzung entstanden ist, sich nach erfolgreicher Muskelbehandlung mittels ESWT spontan auflösen oder zumindest leichter zu beseitigen sein und auch weniger wahrscheinlich rezidivieren. Umgekehrt wird eine Dysfunktion, die als Ursache einer muskulären Verkürzung identifiziert wurde, nach ihrer erfolgreichen manualtherapeutischen Manipulation die Relaxation der gesamten damit in Verbindung stehenden muskulären Verkettung unterstützen (➤ Abb. 13.3).

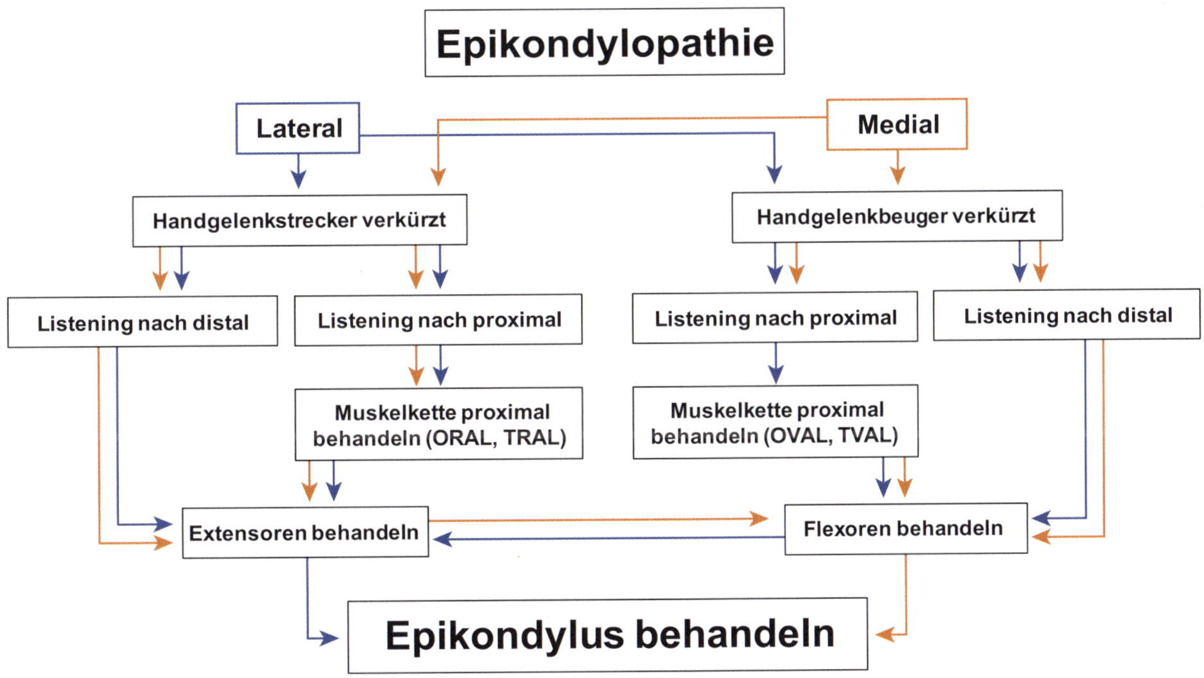

Abb. 13.3 Behandlungsalgorithmus bei Epikondylitis [L138]

13.5 Ergänzende Therapiemöglichkeiten

- Orthopädietechnisch: Ellenbogenbandage
- Physiotherapeutisch: Elektrotherapie, Ultraschalltherapie, Kryotherapie, Querfriktionen, Taping
- Selbstbehandlung durch Patienten: Dehnung Handgelenksextensoren und -flexoren, Faszienrolle/-ball für Fascia clavipectoralis (TVAL, OVAL) oder Latissimusfaszie und Fascia thoracolumbalis (OVAL) sowie M. trapezius pars ascendens (ORAL)
- Medikamentös: Antiphlogistika (oral und topisch), Infiltrationen perifokal an den Insertionszonen (Kortikoide zurückhaltend, vorzugsweise z. B. Arnikapräparate plus Procain)
- Akupunktur, Lasertherapie, Magnetfeldtherapie

⚠ CAVE

Wiederholte Infiltrationen mit Zusatz von Kortikoiden an die Sehneninsertion können diese strukturell schwächen und zu Mikrorupturen führen, welche wiederum die Inflammation unterhalten.

Andererseits schwächt eine chronische Entzündung die Bindegewebsstruktur und führt reflektorisch zu einem erhöhten Tonus der abhängigen Muskulatur. Hier gilt es also, das Für und Wider individuell abzuwägen.

KAPITEL

14 Chronische Tendovaginitis des Handgelenks (volar)

14.1 Allgemeines

Hierbei handelt es sich im Wesentlichen um die Manifestation derselben Mechanismen, die proximaler am Epicondylus medialis wirken (➤ Kap. 13).

Durch einen dauerhaft erhöhten Tonus bzw. die Verkürzung der unter dem Retinaculum flexorum des Handgelenks durchziehenden Sehnen kommt es dort zu einer mechanisch bedingten Entzündung des Sehnengleitgewebes. Sind lokale Therapien nicht erfolgreich, sollte frühzeitig ein von proximal kommender, unterhaltender Einfluss vermutet und aufgespürt werden.

Eine sternosymphyseale Belastungshaltung mit Ventralverfall des Schultergürtels durch Verkürzung der Pektoralismuskulatur ist dabei oftmals der entscheidende ursächliche Faktor.

MERKE
Chronische Tendovaginitiden der Handgelenkflexoren haben ihren Ursprung häufig weit proximal im Bereich des vorderen Rumpfes.

14.2 Therapie

Behandlungsparameter

Energie **rESWT:** 0,3–2,5 bar
Frequenz 10–15 Hz
Anzahl der Impulse 3.000–4.000 für den Unterarm, bis 8.000 für die gesamte OVAL; 300–500 je Triggerpunkt.
Anzahl der Behandlungen 4–6 im Abstand von einer Woche.

Applikator

rESWT Myofaszialer Applikator

14.3 Verkettungen/Antagonisten

Die Handgelenkbeugemuskulatur ist Bestandteil der **OVAL** nach Myers. Sie hat ihren Ursprung im M. pectoralis major und M. latissimus dorsi und setzt sich über das Septum intermusculare mediale in die Handgelenkflexoren fort.

Über den M. pectoralis major bestehen Verbindungen zur Aponeurose des M. rectus abdominis und somit zur OFL, über den M. latissimus zu LWS, unterer BWS und zum Becken. Bei der sternosymphysealen Belastungshaltung ist der M. pectoralis major verkürzt und der M. latissimus einem dauerhaften Längszug ausgesetzt, was beides zur Ausbildung von MfTrPs führen kann, die dann Sekundärtrigger der Handgelenkflexoren verursachen können.

Antagonistisch wirken die Handgelenkextensoren als Bestandteile der ORAL (➤ Abb. 14.1).

14.4 Schlüsselregionen und Dysfunktionen

Auskunft über die Quelle der Symptome gibt zunächst einmal das osteopathische Listening: Zieht es die auf die **Volarseite des Patientenunterarms** aufgelegte Untersucherhand in die Mitte des Unterarms bzw. über das proximale Drittel der Muskelbäuche, sind hier die primär zu behandelnden MfTrPs.

Ist die Zugrichtung jedoch initial oder nach Behandlung des Unterarms (deutlich, im Seitenvergleich) nach proximal gerichtet, sind dort weitere MfTrPs zu vermuten.

Die Stellung der **Scapula** kann weiteren Aufschluss geben: Der M. pectoralis major pars clavicularis ist mit dem Schultergürtel verbunden und bewegt bei Verkürzung die Scapula in Richtung Elevation/Ventralkippung/Innenrotation, der

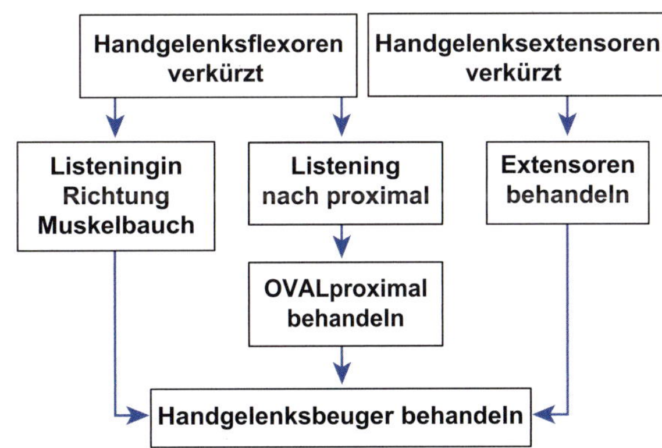

Abb. 14.1 Behandlungsalgorithmus bei Tendovaginitis [L138]

M. latissimus dorsi dagegen in Depression/Lateralisation/Außenrotation. Somit lässt sich durch das Listening im Seitenvergleich feststellen, die Wirkung welchen Muskels überwiegt. Dieser sollte dann vorrangig mit der ESWT behandelt werden.

Kann man die Verkürzung der OVAL bis in den **M. latissimus dorsi** verfolgen, besteht die Möglichkeit, dass über dessen Ursprungsregion am dorsalen Beckenkamm und am Sakrum, z. B. über ein Ilium posterior, Kräfte in die OVAL eingeleitet werden. Es ist also sinnvoll, auch diese Schlüsselregion zu scannen und Faktoren auszumachen, die zu einem Ilium posterior führen können (oftmals distale ORL).

Auch eine **ipsilaterale ISG-Dysfunktion** kann die Ursprungsregion des M. latissimus dorsi zur Quelle von Spannungen werden lassen, die letztendlich in einer volaren Handgelenkstendovaginitis münden, desgleichen primäre Dysfunktionen von **Th7 bis L5.**

14.5 Ergänzende Therapiemöglichkeiten

- Orthopädietechnisch: Handgelenkbandage, volare Unterarmschiene
- Physiotherapeutisch: Dehnung, Faszienbehandlung, Kräftigung der Antagonisten, Elektrotherapie, Ultraschalltherapie, Kryotherapie, Taping
- Selbstbehandlung durch Patienten: Dehnung Handgelenksextensoren und -flexoren, Pektoralismuskulatur, Faszienrolle/-ball für Fascia clavipectoralis (TVAL, OVAL) oder Latissimusfaszie und Fascia thoracolumbalis (OVAL) sowie M. trapezius pars ascendens (ORAL)
- Medikamentös: Antiphlogistika (oral und topisch)
- Immobilisation mit Zinkleimverband oder Gips(-schiene)
- Akupunktur, Lasertherapie, Magnetfeldtherapie

KAPITEL

15 LWS-/ISG-Syndrom

15.1 Allgemeines

Rückenschmerzen bzw. Schmerzen im dorsalen Bereich des Beckens können eine Vielzahl von Ursachen am knöchernen Achsenskelett zugrunde liegen. Von degenerativen, tief liegenden Veränderungen der Wirbelkörper und der Bandscheiben mit und ohne Nervenwurzelkompression über die kleinen Wirbelgelenke bis hin zu entzündlichen Erkrankungen wie der Spondylitis ankylosans ist eine strukturelle Ursache der Beschwerden fassbar und therapierbar. Oftmals jedoch korreliert das Beschwerdebild nicht mit den durch bildgebende Verfahren oder durch „klassische" orthopädische Untersuchungsverfahren erhebbaren Befunden.

Man spricht dann gerne von unspezifischem Rückenschmerz oder LWS-Syndrom, was im Wesentlichen ausdrückt, dass vom Patienten zwar Schmerzen wahrgenommen werden, eine spezifische Ursache hierfür jedoch nicht greifbar ist.

Segmentale Dysfunktionen („Blockierungen") mit und ohne begleitenden MfTrPs sind eine sehr häufige, gut behandelbare Schmerzquelle im Bereich des unteren Rückens. In diesen Fällen kann mittels manualmedizinischer/osteopathischer Untersuchungs- und Behandlungsmethoden, kombiniert mit Therapie mittels ESWT, ein nachhaltiger Behandlungserfolg erzielt werden.

Durch dauerhaften muskulären Zug kann es an den Insertionen der Rückenmuskulatur am dorsalen Beckenkamm und am Sakrum zu **Insertionstendinosen** kommen, die erst nach Ausschaltung des Zuges ausheilen werden.

Zunächst einmal muss die Tatsache verinnerlicht werden, dass auch die oben genannten **spezifischen** Ursachen für Rückenbeschwerden regelhaft MfTrPs in der angrenzenden und abhängigen Muskulatur entstehen lassen, die einen Teil des Beschwerdebildes verursachen und sehr häufig persistieren, auch wenn die ursprüngliche Ursache der Schmerzen erfolgreich therapiert worden ist.

Dabei ist die Glutealmuskulatur sehr häufig am Schmerzgeschehen, das im Bereich der LWS wahrgenommen wird, beteiligt. Sie ist also unbedingt ebenfalls zu untersuchen und gegebenenfalls zu behandeln (➤ Kap. 16).

MERKE

MfTrPs bestehen oft weiter, auch wenn der ursprünglich auslösende Faktor erfolgreich behandelt worden ist. Bei Schmerzen im unteren Rücken sollte immer auch die Glutealmuskulatur in die Untersuchung und Behandlung miteinbezogen werden.

Neben den klassischen Untersuchungsmethoden, Funktionstests und der neurologischen Untersuchung geben vor allem folgende Schritte weiteren Aufschluss:

- ☒ Beckenstand im Stehen und in Rückenlage: Position aller Beckenmarker zueinander (Iliumhöhe, Sakrumbasis, SIPS, SIAS, Trochanterhöhe). Mit und ohne Einfluss der Statik wird ihr Verhältnis zueinander ermittelt. Nur wenn alle Beckenmarker symmetrisch zueinander stehen, kann ein Beckengeradstand angenommen werden. Bei echter Beinlängendifferenz besteht häufig eine ISG-Dysfunktion auf der höher stehenden Beckenseite, die bei Unterlegen eines Beinlängenausgleichs nicht mehr vorliegt.
- ☒ Manualmedizinische Tests: Vorliegen von Dysfunktionen der ISG und der Wirbelsegmente.
- ☒ Vorlaufphänomen im Stehen und im Sitzen (➤ Abb. 15.1, ➤ Abb. 15.2): Nur der Vorlauf im Sitzen ist das valide Blockierungszeichen des ISG. Ist der Vorlauf im Stehen und Sitzen auf der gleichen Seite positiv, ist dieses ISG in Dysfunktion. Besteht im Sitzen eine Differenz zum Vorlaufzeichen im Stehen, wird die bei Inklination im Stehen nicht vorlaufende Seite durch Verkürzung der gleichseitigen distalen ORL kaudal fixiert, was ein Vorlaufen der kontralateralen Seite vortäuscht.
- ☒ Osteopathisches Listening in Rücken- und Bauchlage (➤ Abb. 15.3): Alle Abweichungen von der physiologischen Zugrichtung nach kranial/medial sowie Seitendifferenzen sind zu vermerken und in der diagnostischen Überlegung zu berücksichtigen.
- ☒ Palpation der Gewebespannung von: M. erector spinae, M. quadratus lumborum, Mm. glutei maximus, medius et minimus, manuelle Provokation von MfTrPs. Kann man die Schmerzen des Patienten dadurch reproduzieren, handelt es sich um einen aktiven Triggerpunkt, der vorrangig zu behandeln ist.

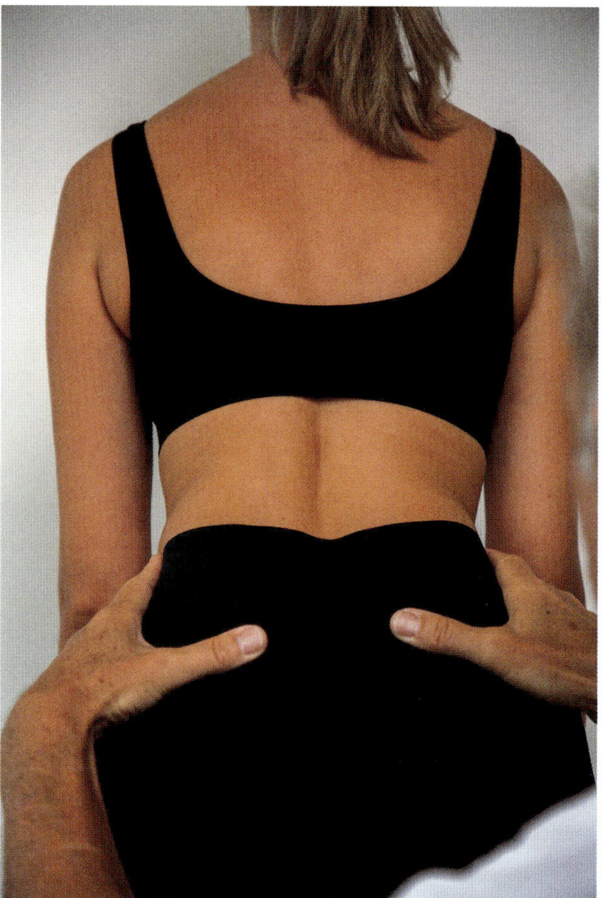

Abb. 15.1 Vorlaufphänomen im Stehen, rechts positiv [K420]

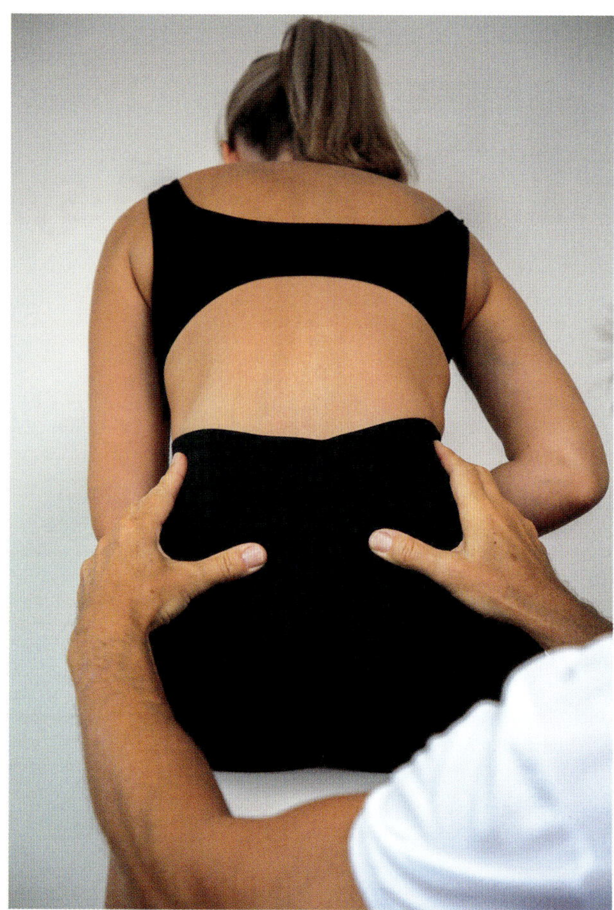

Abb. 15.2 Vorlaufphänomen im Sitzen, rechts positiv [K420]

15.2 Therapie

Aktive MfTrPs werden vorrangig behandelt. Befinden sich diese in einer verkürzten Muskelgruppe, ist die Wahrscheinlichkeit hoch, dass die Beschwerden des Patienten hierdurch ausreichend therapiert sind. Nach der jeweiligen Therapie mittels ESWT erfolgt direkt eine erneute Untersuchung der Ausrichtung von LWS und Becken.

Alle Abweichungen von der Normalposition der Anteile des Beckenrings und der LWS werden daraufhin untersucht, ob diejenige Muskulatur, die diese Stellungsveränderung durch Verkürzung verursacht, MfTrPs enthält. Diese werden dann ebenfalls mit der ESWT behandelt, da sie latente MfTrPs enthalten können, die nachfolgend aktiv werden bzw. die bereits ausgeschalteten Triggerpunkte reaktivieren könnten. Diese Behandlung kann auch in den nachfolgenden Therapiesitzungen erfolgen.

Im Anschluss werden noch bestehende Dysfunktionen manualtherapeutisch gelöst.

Aktive MfTrPs bestehen überwiegend in drei Muskelgruppen an der LWS (➤ Abb. 15.4):

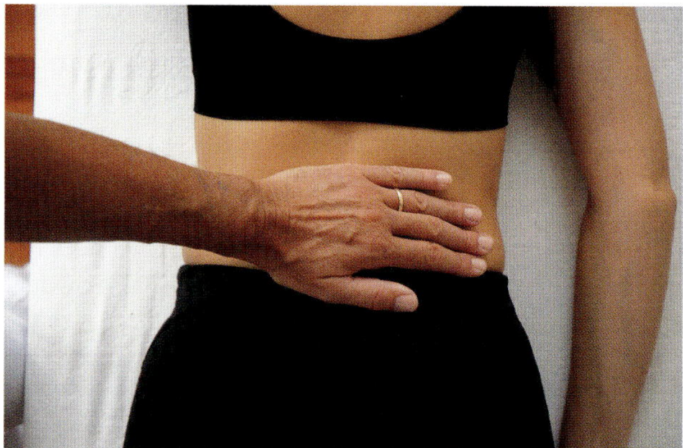

Abb. 15.3 Listening über der LWS in Bauchlage [K420]

- **Tiefe autochthone Rückenmuskeln** (Mm. rotatores, multifidi und intertransversarii): Diese sind zwischen der Dornfortsatzreihe und dem Wulst der parallel dazu longitudinal verlaufenden Extensorenmuskulatur als mehr oder weniger rechtwinklig dazu verlaufende Strukturen in der Tiefe verdickt und druckschmerzhaft zu palpieren. Der **Referred Pain** ist ausschließlich etwa handtellergroß

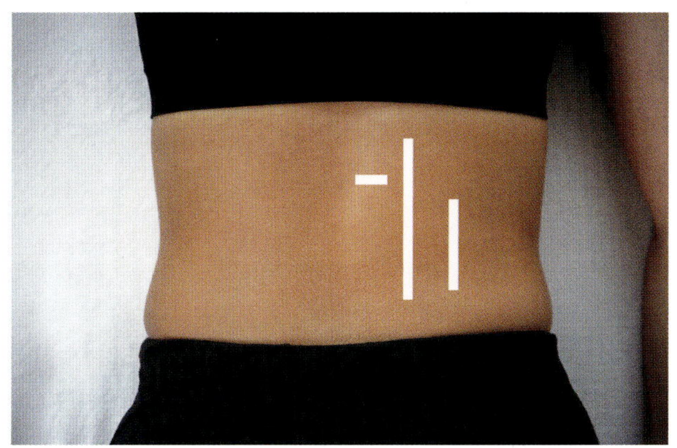

Abb. 15.4 Die drei muskulären Regionen der LWS [K420]

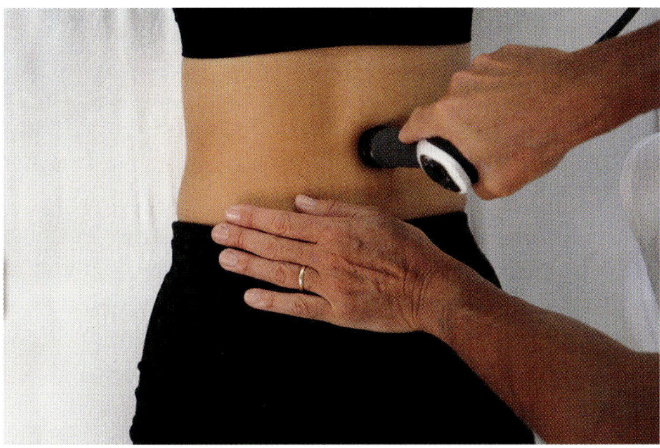

Abb. 15.5 Behandlung des M. erector spinae mit rESWT unter gleichzeitigem Listening über der SIPS links [K420]

regional präsent. Diese Muskulatur lässt sich sehr gut mit dem myofaszialen Applikator der rESWT behandeln.

- **Extensorenmuskulatur:** Dieser Strang ist lateral davon zu palpieren. Durch Druckschmerz und Listening, aber auch Scannen und Provokation mit der Stoßwelle lassen sich die maßgeblichen aktiven und latenten MfTrPs identifizieren. Auch hier kommt überwiegend die rESWT zum Einsatz.
- **M. quadratus lumborum:** Dieser ist noch weiter lateral zu finden, wo der absteigende „Hang" der Extensorenmuskulatur in der Tiefe auf eine in der Frontalebene ausgerichtete Struktur trifft. Diese wird, je nach erforderlicher Eindringtiefe, mit der rESWT und dem myofaszialen Applikator oder der fESWT ohne Vorlaufstrecke behandelt.

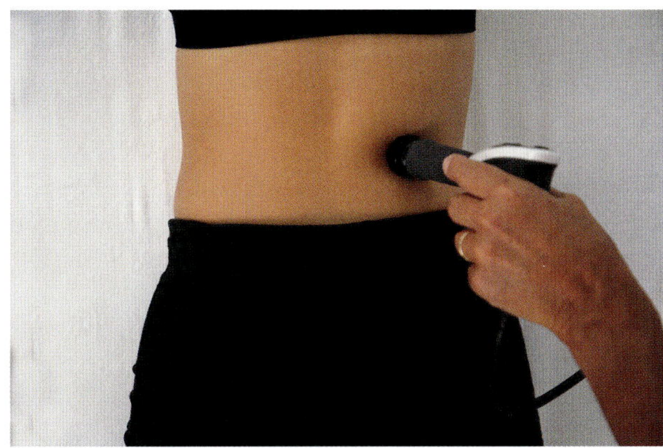

Abb. 15.6 Behandlung des M. quadratus lumborum mit rESWT [K420]

TIPP

In diesem Zusammenhang sollte immer auch die Glutealmuskulatur auf MfTrPs hin untersucht werden.

MERKE

Es ist sinnvoll, die ESWT **vor** der Manualtherapie durchzuführen, da viele Dysfunktionen durch asymmetrischen Muskelzug unterhalten werden und sich durch die Muskelbehandlung spontan auflösen.

Behandlungsparameter

Energie **rESWT:** 1–2,5 bar, **fESWT:** 0,05–0,2 mJ/mm^2
Frequenz **rESWT:** 13–1 Hz, **fESWT:** automatisch
Anzahl der Impulse **rESWT:** 3.000–8.000; **fESWT:** 1.500–2.000 je Behandlungssitzung, abhängig vom Umfang der betroffenen Muskulatur und ggf. Behandlung von Muskelketten. Je 300–500 Impulse/Triggerpunkt.

Applikator

rESWT Für den Weichteilbereich den myofaszialen Applikator verwenden (➤ Abb. 15.5, ➤ Abb. 15.6). Für die knöchernen Bereiche empfiehlt sich der Sehnenapplikator aus Edelstahl. Der spezielle Wirbelsäulenapplikator eignet sich sehr gut für die paravertebrale Muskulatur der LWS.
fESWT Für den Bereich der LWS empfiehlt es sich, ohne Vorlaufstrecke zu arbeiten, ebenso für den Glutealbereich. Bei sehr schlanken Patienten ist unter Umständen eine mittlere Vorlaufstrecke angebracht.

15.3 Verkettungen/Antagonisten

Im paravertebralen Bereich der LWS verläuft zunächst die **ORL,** lateraler davon der M. quadratus lumborum als Teil der **TFL.** Die Glutealmuskulatur ist Bestandteil der **LL.**

Aus der Position der SIPS lässt sich grundsätzlich erschließen, ob die betroffenen Beckenseite von kranial oder kaudal ausgelenkt wird. Es folgen dann entsprechende Tests auf Muskelverkürzungen.

Am Patienten in Bauchlage kann der Untersucher durch seine auf dem Sakrum (➤ Abb. 15.7), danach über beiden SIPS liegende Hand im Listening die Zugrichtung des Gewebes ermitteln und präziser feststellen, wo die entscheidenden (latenten) MfTrPs lokalisiert sein könnten.

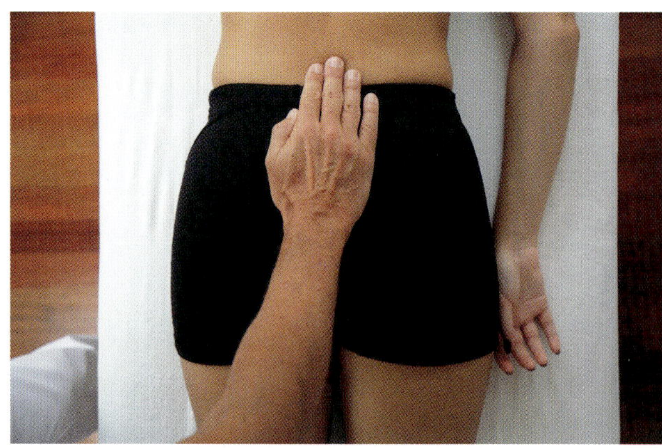

Abb. 15.7 Listening über dem Sakrum [K420]

Beispiel

Bei paravertebralen Schmerzen im unteren Rücken erwartet man bei entsprechender Verkürzung der Extensorenmuskulatur und/oder des M. quadratus lumborum ein Höherstehen der ipsilateralen SIPS und der Sakrumbasis. Ist die Symptomatik auch kranial hiervon im Bereich der vorgenannten Muskeln angesiedelt, ergibt sich ein schlüssiges Bild, dort kann initial behandelt werden.
Findet sich jedoch entgegen der Erwartung eine tief stehende SIPS und eine tiefer stehende Sakrumbasis, muss ein stärkerer Einfluss von kaudal kommen, der womöglich die MfTrPs am unteren Rücken unterhält. Mittels Listening kann der dorsale Oberschenkel gescannt werden, ggf. bis in den dorsalen Unterschenkel, bis sich die Zugrichtung des Gewebes wieder in die richtige Richtung umkehrt. Hier befindet sich dann der ausschlaggebende (latente) Triggerpunkt, den es auszuschalten gilt, will man letztendlich erfolgreich therapieren.

Bezüglich der Glutealmuskulatur gilt das bei der Pseudoischialgie Beschriebene (➤ Kap. 16).

Maßgebliche Antagonisten der Rückenstreckmuskulatur sind die Bauchmuskeln, vorrangig der M. rectus abdominis (OFL), aber auch die schrägen Bauchmuskeln (M. obliquus abdominis externus → LL, Mm. obliqui abdominis externus et internus → LL bzw. SL).

Antagonistisch zum M. quadratus lumborum und zum M. gluteus maximus wirkt der M. iliopsoas (TFL), sobald eine gewisse Entlordosierung der LWS vorliegt, zu den Mm. glutei medius et minimus die ipsilateralen Adduktoren (TFL).

15.4 Schlüsselregionen und Dysfunktionen

Entscheidende Auskunft gibt die Beckenebene, besonders die Stellung des Kreuzbeins und der beiden Darmbeine zueinander. Durch die oben angeführten Tests lässt sich ermitteln, aus welcher Region bzw. Struktur die maßgebliche Gewebespannung kommt. Jede Stellungsänderung des Sakrums in der Frontal- oder Sagittalebene hat mechanische Auswirkungen auf die Lendenwirbelsegmente und gleichzeitig auf die ISG.

Letztendlich gibt das Listening über dem Sakrum bzw. den beiden SIPS in Bauchlage die differenzierteste Information darüber, wo die entscheidende Muskelbehandlung stattfinden sollte.

Ein Ilium posterior wird über die iliolumbalen Bänder L5 und L4 nach dorsal und in eine ipsilaterale Seitneigung ziehen und somit eine **non-neutrale ERS-Dysfunktion** und gleichzeitig eine Kompression der entsprechenden Wirbelgelenksfacetten bewirken.

Ein Ilium anterior nimmt das Segment L4 nach ventral mit, entsprechend einer **non-neutralen FRS-Dysfunktion.**

Eine einseitige Verkürzung des M. quadratus lumborum führt oft zu einer **neutralen Seriendysfunktion** der LWS mit **ipsilateraler** Seitneigekomponente.

TIPP

Der klassische **Hexenschuss** weist typischerweise eine **Neutraldysfunktion** von L3 oder L4 auf, deren Rotationskomponente zur symptomatischen Seite (aktiver MfTrP, verlängerter M. quadratus lumborum) weist. Der mechanisch bedeutsamere Anteil besteht jedoch in einem latenten MfTrP auf der Gegenseite (verkürzter M. quadratus lumborum). Dieser sollte vorrangig mit der ESWT behandelt werden.

Je nach Bewegung der Ossa ilia gegenüber dem Os sacrum kann es zu ipsi- oder kontralateralen ISG-Dysfunktionen kommen.

Die Art der Dysfunktion hängt davon ab, welche der auf die ossären Strukturen einwirkenden Kräfte überwiegt. So kann es zu ein- oder beidseitigen **Nutationsdysfunktionen** oder zu Dysfunktionen über die schrägen Sakrumachsen kommen (Torsionsdysfunktionen), die sich alle nach vorangegangener Muskelbehandlung entweder spontan auflösen oder zumindest deutlich leichter manipulieren lassen und seltener rezidivieren (➤ Abb. 15.8).

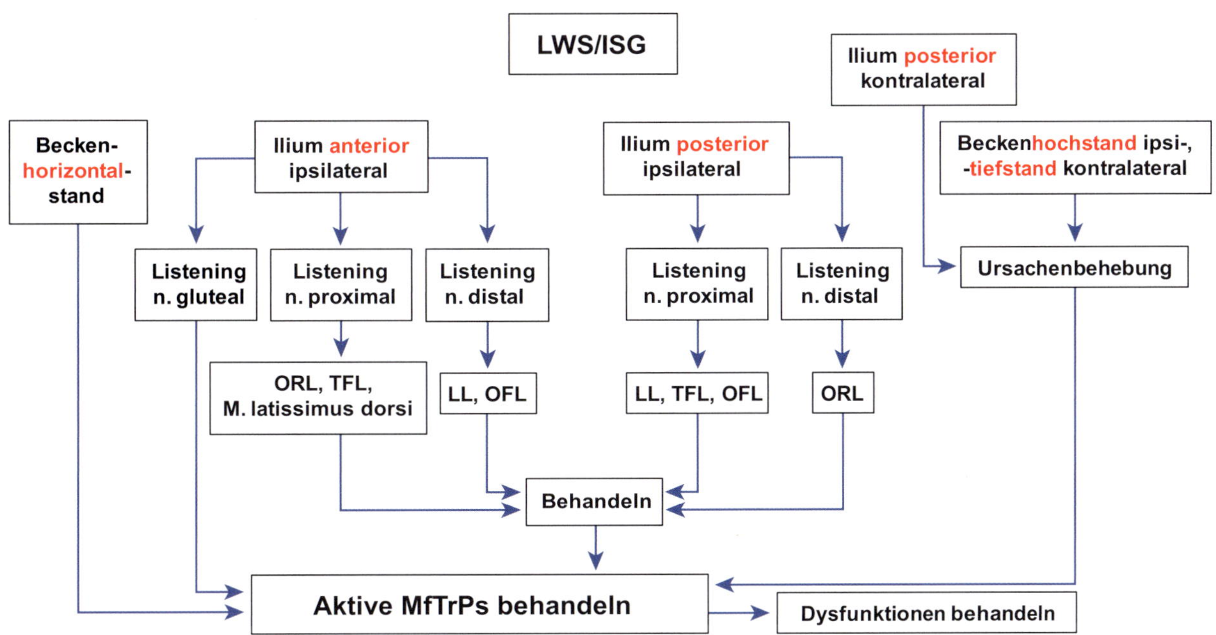

Abb. 15.8 Behandlungsalgorithmus bei LWS-Syndrom [L138]

15.5 Ergänzende Therapiemöglichkeiten

- Therapie auslösender bzw. unterhaltender Faktoren: lokale Infiltrationen an Facettengelenken, Nervenwurzeln (PRT); Infusionen, orale NSAR oder stärkere Analgetika, Kortikoide, Muskelrelaxanzien, neurotrope Substanzen bei spezifischen Ursachen; Infiltrationen an Beckenkamminsertionen, NSAR und Muskelrelaxanzien zur Verhinderung einer Rückkopplung in die Muskulatur durch schmerzbedingte Tonuserhöhungen, Quaddelung
- Orthopädietechnisch: Beckenhorizontalisierung durch Fersenerhöhung bei **anatomischer** Beinlängendifferenz, Korrektur einer Fehlstatik des Fußes durch Einlagenversorgung

⚠ CAVE

Der Ausgleich einer funktionellen Beinlängendifferenz führt in der Regel zu einer Beschwerdeverstärkung. Deshalb bei unsicheren Befunden oder Kombination von anatomischer und funktioneller Differenz immer Nachkontrolle nach erfolgter Therapie.
Auch der Ausgleich einer anatomischen Beinlängendifferenz kann zur Beschwerdeverstärkung führen, wenn z.B. der M. quadratus lumborum der Gegenseite des Beins, an dem die Erhöhung erfolgt, aufgrund von MfTrPs nicht relaxieren und somit die entsprechende Beckenseite nicht tiefertreten kann. Gleiches gilt für den gleichseitigen M. gluteus minimus, geringer für den M. gluteus medius. Diese Muskeln müssen ggf. erst mit der ESWT behandelt werden, bevor der Ausgleich erfolgt.

- Physikalische Therapie: Elektrotherapie, Schröpfen, Tapen, Wärmebehandlung
- KG zum Muskelaufbau erst nach Wiederherstellung der Trainierbarkeit der Muskulatur durch Therapie der MfTrPs. Davor eher detonisierende Maßnahmen und z. B. Schlingentisch- oder Extensionsbehandlung
- Akupunktur, Lasertherapie, Magnetfeldtherapie

KAPITEL

16 Pseudoischialgie/Trochanterinsertionstendinose

16.1 Allgemeines

Vom unteren Rücken oder aus der Beckenregion ins Bein ausstrahlende Schmerzen werden bei fehlender radikulärer Ursache auch als **ischialgiform** oder **Pseudoischialgie** bezeichnet. Entscheidend für diese Einteilung ist der zuvor erfolgte, zumindest klinische Ausschluss einer Nervenwurzelkompression auf der Ebene der LWS, des Plexus lumbalis oder eines Engpasssyndroms des N. ischiadicus. Gegebenenfalls liegt auch ein MRT vor, das die Beschwerden nicht eindeutig einem Dermatom zuordnen kann.

Anamnestische Hinweise können sein, dass der Patient die Schmerzen nicht klassisch im Dermatomverlauf beschreibt, als nicht durchgehend streifenförmig, sondern „springend" und typischerweise spätestens auf Höhe des Sprunggelenks endend. Auch fehlen oft Kraftminderung und Sensibilitätsveränderungen. Die Schmerzen treten häufiger in Ruhe als bei Belastung auf, manchmal wirkt Bewegung beschwerdelindernd.

MERKE
Pseudoischialgieforme Beschwerden werden vom Patienten oft als „springend" beschrieben und schließen den Fuß meistens nicht ein.

Häufige Ursachen sind in diesen Fälle MfTrPs im Bereich der Mm. glutei medius und vor allem minimus, die sich sehr gut durch ESWT behandeln lassen.

Auslöser für MfTrPs der Mm. glutei medius und minimus können sein:

- Vorangegangene Radikulärsyndrome, die MfTrPs „gesetzt" haben, inzwischen erfolgreich behandelt wurden, deren Triggerpunkte aber persistieren.
- Spondylarthrosen der LWS mit Facettensyndrom.
- MfTrPs im M. quadratus lumborum, deren „Satellitentrigger" dann in der Glutealmuskulatur entstehen.
- Adduktionskontakturen des Hüftgelenks aufgrund einer Coxarthrose und/oder MfTrPs in der Adduktorenmuskulatur (Antagonistenprinzip, ➤ Kap. 3)
- Ein anatomisch oder funktionell längeres Bein auf der betroffenen Seite, wodurch die Glutealmuskulatur als Beckenstabilisator in der Standphase des Gehens überlastet wird, da sie das Becken aus dem Absinken zur Gegenseite in die Horizontale anheben muss.

Anatomisch unterschiedlich lange Beine treten häufig auf. Noch häufiger sind jedoch funktionelle Beinlängendifferenzen, die aufgrund eines abgesunkenen Fußlängsgewölbes der kontralateralen Seite oder eines Ilium anterior ipsilateral bzw. eines Ilium posterior kontralateral zu einem Beckenhochstand auf der betroffenen Seite führen. Diese Problematik wird in ➤ Kap. 16.4 detailliert ausgeführt. In diesem Fall einen Beinlängenausgleich zur Horizontalisierung des Beckens vorzunehmen, würde das Problem fixieren. Im Falle einer Fußfehlstellung eignet sich häufig eine Einlagenversorgung, um Rezidive zu vermeiden.

Permanenter Zug über die Sehnen der betroffenen Glutealmuskulatur kann **Trochanterinsertionstendinosen** auslösen und unterhalten, sodass diese einen Teil des Beschwerdebildes darstellen.

MERKE
Funktionelle Beinlängendifferenzen werden häufiger symptomatisch als anatomische und sollten von diesen unterschieden werden, damit sie nicht mit einem Beinlängenausgleich behandelt werden.

16.2 Therapie

Sowohl die lokale Muskulatur als auch die Insertionszone der Beckenmuskulatur am Trochanter major können erfolgreich mit der ESWT behandelt werden. Dabei sollte immer zuerst die Muskulatur, **dann** die Insertion therapiert werden.

Behandlungsparameter

Energie **rESWT:** 1,0–2,5 bar, **fESWT:** 0,05–0,25 mJ/mm²
Anzahl der Impulse **rESWT:** 3.000–4.000 je Beckenseite. Jeder Triggerpunkt wird mit ca. 300–500 Impulsen behandelt. Bei Behandlung von muskulären Ketten bis 8.000 Impulse/Sitzung. **fESWT:** 1.000–2.000 Impulse je Beckenseite (Muskulatur und/oder Insertion).
Anzahl der Therapiesitzungen 4–6 im Abstand von einer Woche.

Applikator

Abhängig von der erforderlichen Eindringtiefe **myofaszialer Applikator** oder **fESWT ohne Vorlaufstrecke.** Tiefliegende MfTrPs im M. quadratus lumborum und M. gluteus minimus werden idealerweise mit der fESWT behandelt. Dabei lässt sich oftmals genau die vom Patienten beschriebene Symptomatik reproduzieren, was nach David Simons ein sicheres diagnostisches Kriterium für das Vorliegen von MfTrPs darstellt.

Die Insertionszone am Trochanter major wird idealerweise mit der **fESWT,** alternativ mit dem **Sehnenapplikator aus Edelstahl** behandelt (➤ Abb. 16.1, ➤ Abb. 16.2).

16.3 Verkettungen/Antagonisten

Mm. glutei medius und minimus sind Bestandteile der **Laterallinie (LL)** nach Myers.

Aufgrund der häufig statischen Ursache der MfTrPs in der Glutealmuskulatur findet eine Ausbreitung im Kettenverlauf überwiegend **von proximal** (Lenden- oder Beckenebene) **nach distal** statt. Diese geschieht per continuitatem, aber auch durch Satellitentrigger, die dann z. B. in der Peronealmuskulatur entstehen können. Satellitentrigger in den Mm. glutei medius und minimus selbst werden häufig durch latente oder aktive Trigger im M. quadratus lumborum **(TFL)** unterhalten, sodass auch dieser untersucht werden sollte. Er kann auch bei Verkürzung zu einem gleichseitigen Ilium anterior führen, was ein funktionell längeres Bein bedingt.

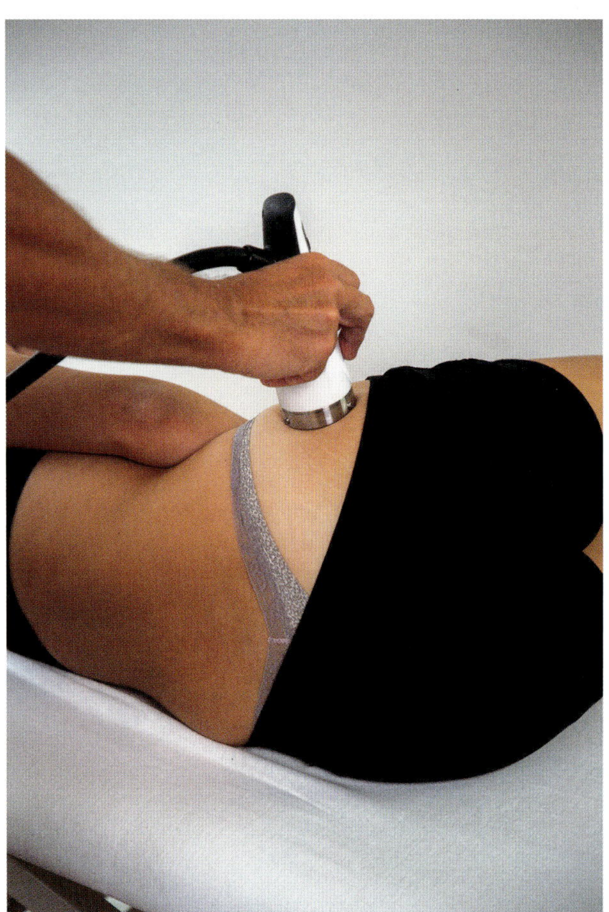

Abb. 16.1 Behandlung des M. gluteus minimus mit fESWT [K420]

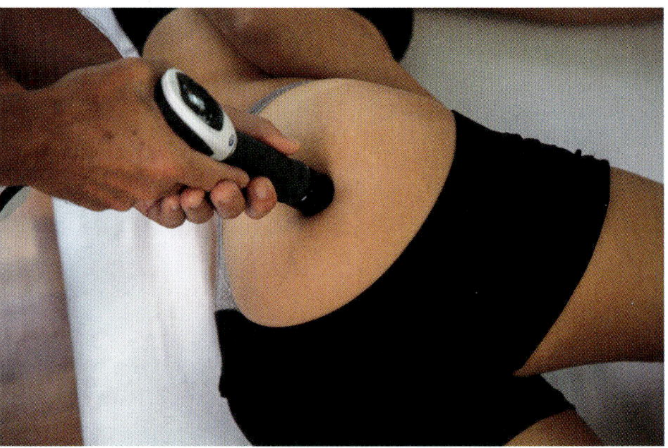

Abb. 16.2 Behandlung des M. gluteus medius mit rESWT [K420]

TIPP

Bei der Behandlung der Beckenregion sollten M. quadratus lumborum, M. gluteus medius und M. gluteus minimus als zusammengehörig betrachtet und als eine Einheit untersucht und therapiert werden.

Spannungen aus der **OFL** im Bereich der Sprunggelenkextensoren können am lateralen Knieaspekt auf die **LL** überwechseln, sodass auch dieser Bereich untersucht werden sollte.

Antagonistisch zur abduktorischen Wirkung der Mm. glutei medius und minimus sind v. a. die Adduktoren (TFL) zu sehen.

16.4 Schlüsselregionen und Dysfunktionen

Entscheidende Auskunft gibt uns die Stellung des Os ilium im Verhältnis zu Sakrum und Femur.

Ein **Ilium posterior der Gegenseite** mit konsekutivem Tiefertreten des dorsalen Aspekts dieser Seite und relativem Hochstand der betroffenen Seite kann durch die Verkürzung der distalen ORL dort oder des M. iliopsoas (TFL) bzw. des M. obliquus abdominis externus (LL) zustande kommen.

Ein **Ilium anterior der betroffenen Seite** entsteht durch von kranial ausgehenden Zug über den M. quadratus lumborum, den Rückenstreckapparat, die Einstrahlung des M. latissimus in die Fascia thoracolumbalis oder den M. obliquus abdominis internus ipsilateral.

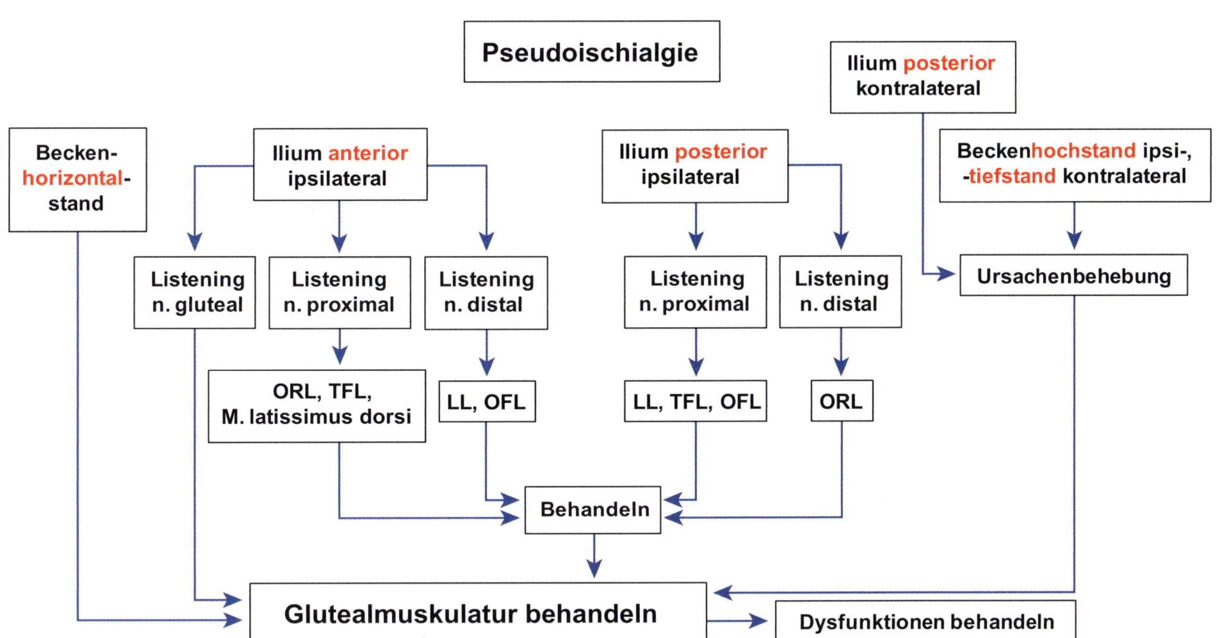

Abb. 16.3 Behandlungsalgorithmus bei Pseudoischialgie [L138]

Von kaudal wirken ein: Adduktoren, M. rectus femoris, M. sartorius, Tractus iliotibialis und Ischiokruralmuskulatur.

Lokal nach anterior gerichtete rotatorische Komponenten entstehen aus dem M. gluteus minimus und dem M. iliacus, jeweils mit ihren Anteilen, die vor der durch das Hüftgelenk gehenden Frontalebene liegen, sowie aus dem M. tensor fasciae latae.

Auch eine **Inflare**- oder **Outflare-Position** des Iliums lässt sich unter anderem durch einwirkende Muskelkräfte erklären. Hierbei ist zu berücksichtigen, dass physiologischerweise ein Ilium anterior mit einer Outflare-Bewegung, ein Ilium posterior mit einer Inflare-Bewegung gekoppelt sind. Abweichungen von diesem Muster lassen wiederum auf einwirkende Kräfte rückschließen. Die Wichtigsten sind:

- **Inflare:** M. iliopsoas, Adduktorenmuskulatur, M. tensor fasciae latae und Tractus iliotibialis, M. obliquus abdominis internus
- **Outflare:** Mm. glutei medius und minimus, M. piriformis, M. obliquus abdominis externus, Ischiokruralmuskulatur, Lig. sacrotuberale

Die jeweils vorherrschende Kraft kann durch ein entsprechendes lokales Listening, am besten in Rücken- und Bauchlage, identifiziert werden. Nach entsprechender Behandlung mittels ESWT stellt sich das Becken i. d. R. symmetrisch ein, das Listening „normalisiert" sich.

Eine weitere Schlüsselregion ist das Fibulaköpfchen (➤ Kap. 6.1.4). Über dessen Position bzw. Dysfunktionsmuster lässt sich ermitteln, ob die primär auslenkende Kraft von kranial oder kaudal einwirkt.

Die ISG sind bei einer Iliumrotation bzw. einer Beckenverwringung Manifestationspunkt einer Dysfunktion. Bei kompletter **Beckenverwringung** (Ilium anterior der einen, Ilium posterior der Gegenseite) entsteht ein schräge Sakrumachse, aus der eine Torsionsdysfunktion der ISG resultieren kann.

Ein einseitiges Ilium anterior kann zu einer dorsalisisierungsempfindlichen, ein Ilium posterior zu einer ventralisierungsempfindlichen Dysfunktion von S1 ipsilateral führen.

Iliumrotationen **nehmen** über die iliolumbalen Bänder die Segmente L4 und L5 häufig in eine Dysfunktion (osteopathisch non-neutral) **mit** (➤ Kap. 15.4).

MERKE

Bei einer Iliumrotation sollte diese zuerst behoben werden, indem die aus der Normalposition auslenkenden Muskeln mittels ESWT in einen normalen Tonus und die normale Länge versetzt werden (➤ Abb. 16.3), desgleichen die iliolumbalen Bänder. Dann erst kann die Behandlung der aktiven MfTrPs, die die Beschwerden verursachen, nachhaltig sein. Damit in Verbindung stehende Dysfunktionen der ISG oder der unteren LWS lösen sich dann oft spontan.

16.5 Ergänzende Therapiemöglichkeiten

- Orthopädietechnisch: Einlagenversorgung zum Ausgleich Knick-/Senkfuß, Beinlängenausgleich bei anatomischer („echter") Beinlängendifferenz
- Physiotherapeutisch: Elektrotherapie, Ultraschalltherapie, Kryotherapie, Taping, manuelle Triggerpunktbehandlung, Mobilisation Hüftgelenke, Beckenring und LWS
- Selbstbehandlung durch Patienten: Dehnung Glutealmuskulatur und Adduktoren, Faszienrolle
- Medikamentös: Antiphlogistika oral, Infiltrationsbehandlung der Trochanterinsertionstendinose
- Akupunktur, Lasertherapie, Magnetfeldtherapie

16

KAPITEL

17 Piriformis-Syndrom

17.1 Allgemeines

Einen Sonderfall im Bereich der Beckenmuskulatur stellt der M. piriformis dar, da er unmittelbaren Bezug zum N. ischiadicus hat, der sich direkt ventral des Muskels aus dem Plexus sacralis bildet und unmittelbar kaudal durch den infrapiriformen Teil des Foramen ischiadicum majus zieht. Bei etwa 20 % der Menschen durchdringen einige seiner Fasern sogar den Muskelbauch. Bei Tonussteigerungen des Muskels kann es also nicht nur zu dem typischen **Referred Pain** eines Triggerpunktgeschehens kommen, sondern zu einer echten Engpasssituation des Nerven.

Der M. piriformis reagiert sehr sensibel auf eine Irritation der versorgenden Nervenwurzeln (L5–S1). Ein chronisches Piriformis-Syndrom kann also einen ersten Hinweis auf eine spinale Nervenwurzelkompression darstellen.

Auch ein Beckenschiefstand wie bei der Pseudoischialgie beschrieben (➤ Kap. 16) führt auf der höher stehenden Seite zu einer statischen Belastung mit konsekutiver Ausbildung von MfTrPs.

Im Rahmen einer Coxarthrose wird der M. piriformis ebenfalls oft symptomatisch. Er unterhält einen Teil der muskulär bedingten Außenrotationskontraktur.

Durch die Insertion am dorsalen Aspekt des Trochanter major kann der Muskel chronische **Trochanterinsertionstendinosen** unterhalten.

MERKE

Ein chronisches Piriformis-Syndrom kann sowohl mechanisch als auch durch eine Nervenwurzelirritation bedingt sein. Auch Kombinationen beider Ursachen kommen vor. Für den Therapieerfolg entscheidend ist eine gute Differenzialdiagnose bezüglich der verursachenden Faktoren.

☒ Eine Verkürzung des M. piriformis lässt sich beim Patienten in Bauchlage durch passive Innenrotation des Oberschenkels bei rechtwinklig gebeugtem Knie (im Seitenvergleich) diagnostizieren (➤ Abb. 17.1).

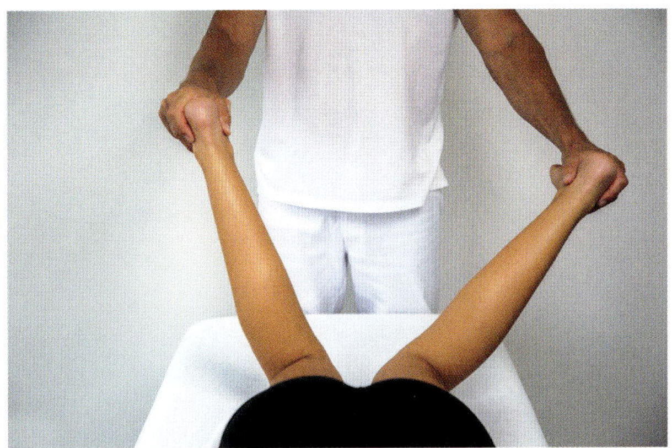

Abb. 17.1 Test auf Piriformis-Verkürzung, rechts positiv [K420]

17.2 Therapie

Behandlungsparameter

Energie **rESWT:** 1,0–2,5 bar, **fESWT:** 0,05–0,25 mJ/mm²
Frequenz **rESWT:** 13–20 Hz, **fESWT:** automatisch
Anzahl der Impulse **rESWT:** 2.000–3.000, **fESWT:** 1.500–2.000, je 300–500 Impulse/Triggerpunkt.
Anzahl der Behandlungssitzungen 4–6 im Abstand von einer Woche.
Vor und nach ESWT Länge des Muskels im Seitenvergleich prüfen.

Applikator

Durch seine Lage in der Tiefe der Beckenmuskulatur ist der M. piriformis mit der **fESWT** besser zu erreichen als mit der rESWT. Wenn vorhanden, sollte er idealerweise fokussiert behandelt werden (➤ Abb. 17.2, ➤ Abb. 17.3).
Neben der besseren Tiefenwirkung kann durch die Fokussierung der Stoßwelle auch der N. ischiadicus besser aus dem Fokus gehalten werden.

⚠ CAVE

Falls während der Behandlung die Schmerzen in Unterschenkel und Fuß ausstrahlen, ist die Applikatorausrichtung zu ändern, da Nervengewebe im Fokus sein könnte.

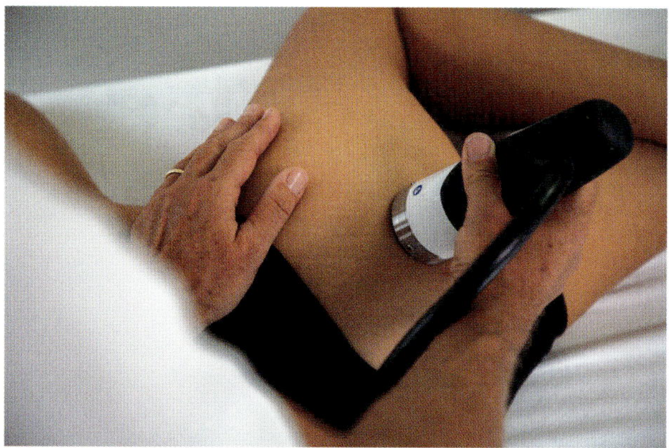

Abb. 17.2 Behandlung des M. piriformis mit fESWT [K420]

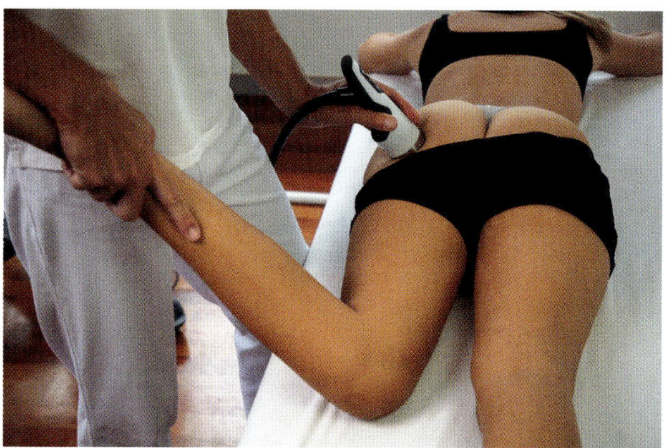

Abb. 17.3 Behandlung des M. piriformis mit fESWT unter Vordehnung [K420]

Typisch für den Referred Pain ist eine Ausstrahlung in Richtung Leiste, Trochanter major oder Sakrum sowie in den proximalen Oberschenkel medialseitig.

17.3 Verkettungen/Antagonisten

Der M. piriformis ist Bestandteil der tiefen Frontallinie (TFL) nach Myers, spielt nach ihm jedoch keine wesentliche Rolle im Verlauf der longitudinalen Verkettung. Er ist eher als „lokaler Player" zu verstehen und vorrangig im Zusammenspiel mit seinen Antagonisten zu beurteilen.

Die Antagonisten des außenrotatorisch wirkenden M. piriformis sind demzufolge die vorrangig innenrotatorisch effektiven Muskeln, wie die Adduktorengruppe (v. a. M. adductor magnus), M. tensor fasciae latae und die ventral der durch den Trochanter major verlaufenden Frontalebene gelegenen Anteile der Mm. glutei medius und minimus.

Diese sind bei einem chronischen Piriformis-Syndrom auf Verkürzungen und MfTrPs zu untersuchen und zu behandeln.

17.4 Schlüsselregionen und Dysfunktionen

Der M. piriformis entspringt auf der Ventralseite des Os sacrum, zieht durch die Fossa ischiadica, unterteilt diese in einen supra- und infrapiriformen Anteil und inseriert am dorsalen Aspekt des Trochanter major. Durch diesen Verlauf hat er sehr großen Einfluss auf die **Position des Iliums gegenüber dem Sakrum** und ist häufig im Rahmen einer Dysfunktion des gleichseitigen Iliosakralgelenks involviert. Bei einer Verkürzung kommt es zu einer Outflare-Bewegung des Iliums gegenüber dem Sakrum, wobei sich das ISG kranial etwas öffnet und kaudal komprimiert wird. Dies kann zu einer Dysfunktion des ISG auf Höhe S3 führen.

Umgekehrt kann der M. piriformis im Rahmen einer ISG-Dysfunktion mit anderer Ursache ebenfalls in Mitleidenschaft gezogen werden.

Es gilt also auch hier, vorrangig die Stellung des Beckenrings zu normalisieren, was die Position der Ossa ilium gegenüber dem Sakrum sowohl in der Sagittal- als auch Frontalebene angeht (➤ Abb. 17.4). Dann erfolgt die Behandlung des M. piriformis mit der ESWT, ggf. gefolgt von einer Längenveränderung mittels PIR oder Muscle-Energy-Technik. Zuletzt kann die Dysfunktion des ISG problemlos behoben werden. Oftmals erfolgt ein Deblockierungsphänomen bereits bei der Lagerung des Patienten oder der Vorspannung zum manualmedizinischen Impuls.

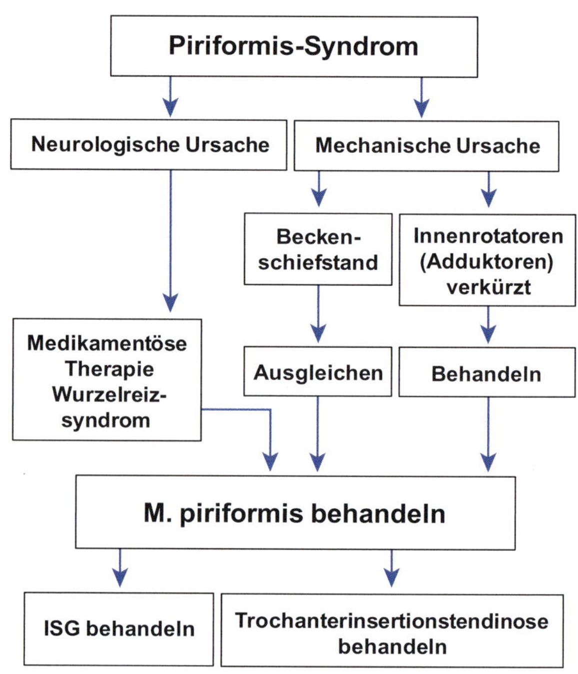

Abb. 17.4 Behandlungsalgorithmus bei Piriformis-Syndrom [L138]

MERKE

Der M. piriformis kann sowohl eine ISG-Dysfunktion sowie eine Trochanterinsertionstendinose verursachen, als auch in deren Folge MfTrPs ausbilden und damit das Beschwerdebild unterhalten.

17.5 Ergänzende Therapiemöglichkeiten

- Orthopädietechnisch: Einlagenversorgung zum Ausgleich Knick-/Senkfuß (konsekutiver Beckenschiefstand), Beinlängenausgleich bei anatomischer („echter") Beinlängendifferenz
- Physiotherapeutisch: PIR des M. piriformis, Mobilisation von Hüftgelenk und Beckenring, Querfriktionen der Sehne, Taping
- Selbstbehandlung durch Patienten: Dehnung des M. piriformis, Faszienball
- Infiltrationsbehandlung der Trochanterinsertionstendinopathie, medikamentöse Behandlung bei Radikulärsyndrom
- Akupunktur, Lasertherapie

KAPITEL

18 Nachbehandlung von Hüft- oder Knie-TEP

18.1 Allgemeines

Gerade in der Behandlung von verbliebenen Schmerzen und/oder Bewegungseinschränkung nach Knie- oder Hüft-TEP (Totalendoprothese) hat sich die ESWT als sehr erfolgreich erwiesen.

Durch die arthrotischen Veränderungen der Gelenke vor der OP und den chirurgischen Eingriff selbst sind oftmals MfTrPs und fasziale Verkürzungen entstanden, die durch den Gelenkersatz nicht beseitigt werden. Auch das Operationstrauma ist in der Lage, MfTrPs in der betroffenen Muskulatur zu erzeugen. Diese erschweren die Nachbehandlung erheblich und sind für einen signifikanten Anteil der Schmerzen, der Bewegungseinschränkung und der Kraftminderung verantwortlich.

Durch den Einsatz von ESWT in der Nachbehandlungsphase können Schmerzen gelindert und der Rehabilitationsprozess beschleunigt werden. Die Arbeit der Physiotherapeuten wird durch die parallele Stoßwellentherapie erleichtert.

Dabei sollte man keine Befürchtungen beim Einsatz der ESWT in der Nähe des Prothesenmaterials haben, wenn man einige wenige, einfache Regeln beachtet, die hauptsächlich auf der Eindringtiefe der eingesetzten Stoßwelle beruhen. Diese wiederum hängt bei der fESWT mit der gewählten Vorlaufstrecke zusammen:

- **Beginn** der Behandlung idealerweise ab **Anfang der Proliferationsphase** der Wundheilung (etwa ab Ende der ersten postoperativen Woche), das Wundödem ist am Abklingen, die Schmerzempfindlichkeit geht zurück, die Organisation sich neu bildenden kollagenen Bindegewebes lässt sich stimulieren und verbessern.
- **Kein Prothesenmaterial im direkten Fokus:** Dies gilt besonders für das Knie, da hier die Weichteildeckung geringer ist als über der Hüfte.
- **Sicherheitsabstand** vom Prothesenmaterial am **Knie** für die rESWT: etwa eine Handbreite proximal des kranialen Patellarandes bei gestrecktem Bein. An der **Hüfte** vorzugsweise Einsatz der fESWT aufgrund der erforderlichen Eindringtiefe (M. gluteus minimus, M. piriformis), dabei Fokus nicht direkt auf Prothesenmaterial richten.
- **Keine frische Narbe** (einliegendes Hautnahtmaterial/Klammern) im Fokus.
- **Vorsicht** bei Therapie mit **Antikoagulanzien** (hier v. a. bei der rESWT Möglichkeit der Einblutung in das OP-Gebiet bzw. Hämatombildung).

TIPP

Beim Eindrehen einer Schraubpfanne kommt es aufgrund der Rotationskomponente auf das Ilium beim relaxierten Patienten sehr häufig zu einer Dysfunktion des Iliums gegenüber dem Sakrum (iliosakrale Dysfunktion), die nach der Operation persistiert und dadurch Beschwerden verursacht. Dabei entstehen regelhaft (Rechtsgewinde der Schraubpfanne) rechts ein Ilium anterior, links ein Ilium posterior, häufig kombiniert mit einem Inflare, verursacht durch den medialwärts gerichteten Druck beim Eindrehen.

18.2 Therapie

18.2.1 Hüfte

Nach erfolgreichem Gelenkersatz ist die knöcherne und kapsuläre Komponente der typischen Flexions-/Adduktions-/Außenrotationskontraktur in der Regel behoben, der muskulär bedingte Anteil persistiert jedoch oftmals noch länger. Hier kann die ESWT sehr gute Ergebnisse erzielen. Schwerpunkte sind die verkürzten Komponenten, die in der Regel latente MfTrPs aufweisen, während die verlängerte, symptomatische und abgeschwächte Muskulatur erst in zweiter Linie therapiert wird.

Wichtige, v. a. im **Antagonistenverhältnis** zueinander stehende Muskeln, sind:

- Adduktoren (verkürzt, latente MfTrPs) ↔ Abduktoren (v. a. Mm. glutei medius und minimus, verlängert, aktive MfTrPs, ➤ Abb. 18.1) und die daraus resultierende Trochanterinsertionstendinopathie (➤ Kap. 16)
- M. iliopsoas (verkürzt, latente MfTrPs, ➤ Abb. 18.2) ↔ M. gluteus maximus
- Im Zuge der kapsulär bedingten Außenrotationskontraktur verkürzen die außenrotatorisch wirkenden Muskeln, allen voran der M. piriformis, die im Anschluss an den Eingriff ebenfalls behandelt werden müssen (➤ Abb. 18.3).

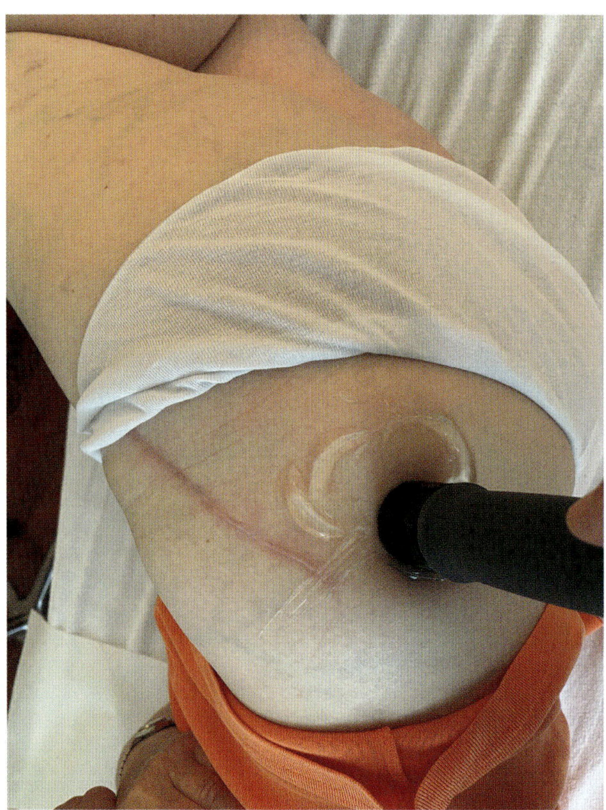

Abb. 18.1 Behandlung des M. gluteus medius mit rESWT [K420]

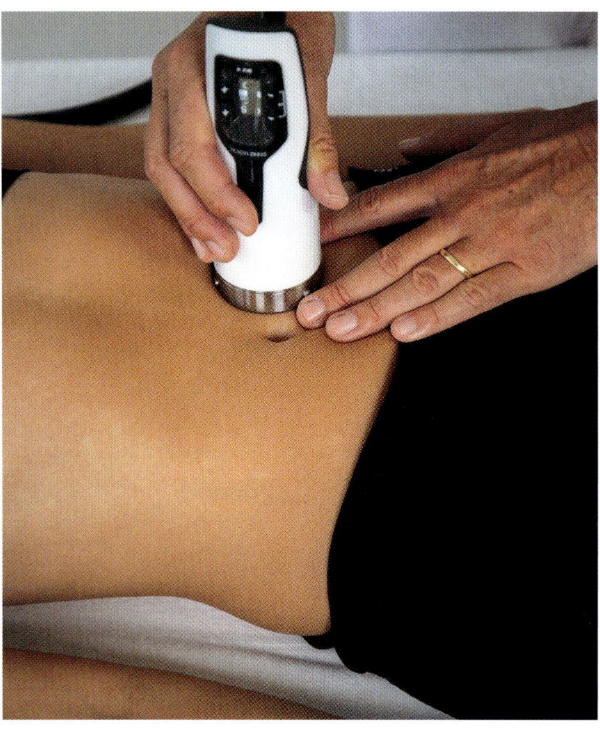

Abb. 18.2 Behandlung des M. psoas mit fESWT [K420]

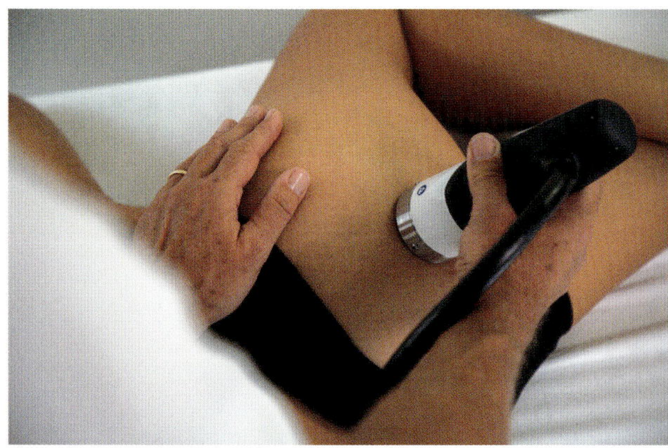

Abb. 18.3 Behandlung des M. piriformis mit fESWT [K420]

18.2.2 Knie

Hier sollte sich das Augenmerk hauptsächlich auf die Behandlung der **Ischiokruralmuskulatur** richten, da diese in der Regel verkürzt ist und über die Triggerpunktausbildung durch antagonistische Hemmung das Auftrainieren der Quadrizepsmuskulatur erschwert. Außerdem projizieren MfTrPs häufig in den vorderen Knieaspekt peripatellar und sind hier für Schmerzen verantwortlich.

Die **mediale Ischiokruralgruppe** (Mm. semimembranosus und semitendinosus) kann hartnäckige Insertionstendinopathien des Pes anserinus unterhalten.

Der kontrakte **M. biceps femoris** unterhält eine posterior-superiore Blockierung des Fibulaköpfchens und limitiert dadurch die endgradige Flexion des Knies.

Beim M. quadriceps femoris ist v. a. der Anteil des Vastus lateralis betroffen, gefolgt vom Rectus femoris (sowie darunterliegend Vastus intermedius, werden zusammen behandelt) und dem Vastus medialis. Dabei wirken wiederum die lateralen Anteile antagonistisch auf die medialen, was die Krafteinleitung auf die Patella betrifft (auch hier antagonistische Hemmung). Besteht also eine erhebliche Lateralisationstendenz der Patella mit Schwierigkeiten, den Anteil des M. vastus medialis aufzutrainieren, sollte auch der M. vastus lateralis behandelt werden (➤ Abb. 18.4).

TIPP

Bei erschwertem Auftrainieren des M. vastus medialis immer den M. vastus lateralis bzw. die Ischiokruralmuskulatur auf latente MfTrPs hin untersuchen (➤ Abb. 18.5).

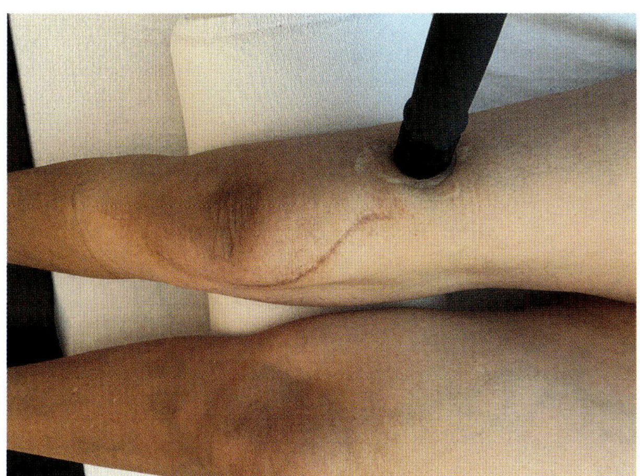

Abb. 18.4 Behandlung des M. vastus lateralis mit rESWT [K420]

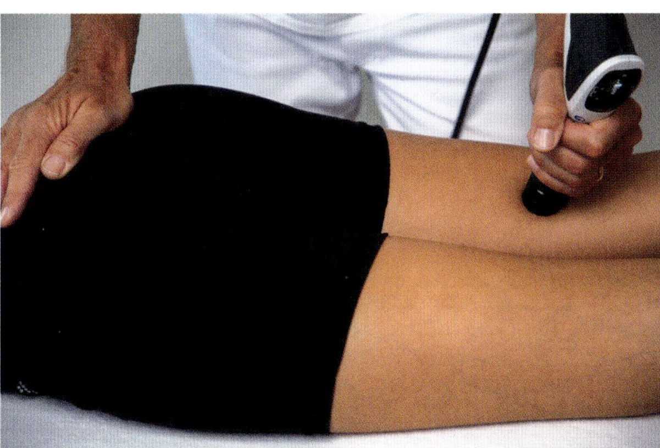

Abb. 18.5 Behandlung der medialen Ischiokruralmuskulatur mit rESWT [K420]

Behandlungsparameter

rESWT

Energie 1–3 bar, abhängig vom Schmerzempfinden des Patienten
Frequenz 10–15 Hz
Anzahl der Impulse 2.000–3.000 je Anteil des M. quadriceps, desgleichen jeweils für die mediale und laterale Ischiokruralgruppe.
Gesamtimpulszahl 8.000–10.000 Imp./Sitzung sollten nicht überschritten werden.
Behandlungsdauer 3–5 Behandlungen im Abstand von 1 Woche.

fESWT

Energie 0,1–0,25 mJ/mm², abhängig vom Schmerzempfinden des Patienten
Frequenz 4–6 Hz (automatisch)
Anzahl Impulse 1.000–1.500/Sitzung, auf jeden Fall so lange, bis der Patient ein deutliches Nachlassen der Empfindlichkeit unter der Behandlung angibt.
Behandlungsdauer 3–5 Behandlungen im Abstand von 1 Woche.

Applikator

Myofaszialer Applikator M. gluteus maximus und minimus sowie an der Oberschenkelmuskulatur.
Fokussierten Applikator ohne Vorlaufstrecke M. iliopsoas, M. gluteus minimus, M. piriformis, sehr großkalibrige Ischiokruralmuskeln.

18.3 Verkettungen/Antagonisten

An der **Hüfte** sind ventral die OFL und die TFL involviert, die Antagonisten dazu bilden die Muskeln der ORL bzw. der M. gluteus maximus (LL). Desgleichen wirken in der Frontalebene die adduktorischen Muskeln der TFL und die Abduktoren der LL.

Das **Kniegelenk** ist vorrangig in die OFL und die ORL einbezogen. Diese bilden auch die jeweiligen Antagonisten zueinander. M. vastus medialis und M. vastus lateralis stellen ebenfalls ein Antagonistenpaar in Bezug auf die Position der Patella dar. Des Weiteren ist auch die LL (Tractus iliotibialis, M. gluteus minimus, M. tensor fasziae latae) in die therapeutischen Überlegungen einzubeziehen.

Die Reihenfolge der Behandlung ergibt sich aus den jeweiligen Verkürzungsmustern unter Einbeziehung der Schlüsselregionen (➤ Kap. 18.4), vorrangig der Stellung des ipsilateralen Iliums und des Fibulaköpfchens.

18.4 Schlüsselregionen und Dysfunktionen

18.4.1 Hüfte

Maßgeblich für die Reihenfolge der ESWT-Behandlung ist die Stellung des gleichseitigen Iliums. Hierbei ist jedoch zu berücksichtigen, dass das Eindrehen einer Schraubpfanne beim relaxierten Patienten eine Rotationsstellung des Iliums bewirken kann, die postoperativ persistiert und vor der Muskelbehandlung manualtherapeutisch korrigiert werden sollte. Dies stellt eine Ausnahmesituation von der sonst gültigen Regel dar, dass zuerst die Muskelbehandlung erfolgen sollte, dann die Korrektur der Dysfunktionen (➤ Abb. 18.6).

⚠ **CAVE**

Beim Eindrehen eine Schraubpfanne in das Ilium kann es zu einer bleibenden veränderten coxofemoralen Rotationsstellung des Iliums kommen, die **zuerst** manualtherapeutisch korrigiert werden sollte (Rechtsgewinde: rechtes Ilium → Ilium anterior, linkes Ilium → Ilium posterior, mit konsekutiver ISG-Dysfunktion).

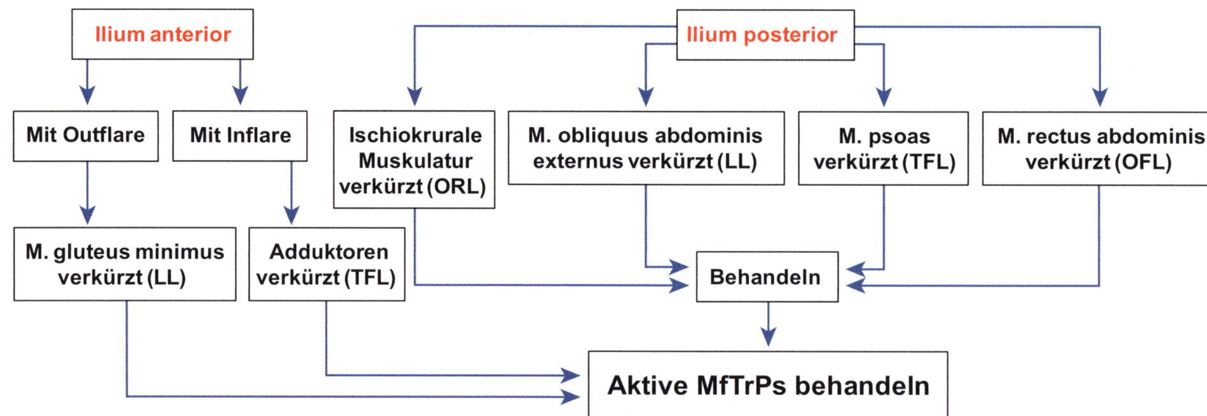

Abb. 18.6 Behandlungsalgorithmus nach Hüft-TEP [L138]

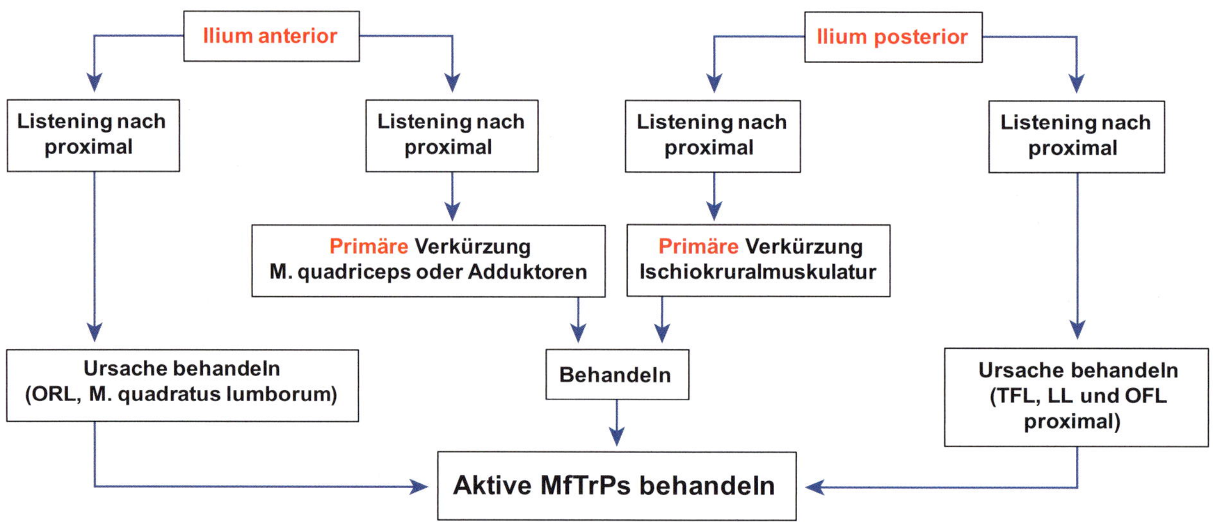

Abb. 18.7 Behandlungsalgorithmus nach Knie-TEP [L138]

Die dann verbleibenden Verkürzungssituationen können mit der ESWT aufgearbeitet werden.

18.4.2 Knie

Die in der Knieregion inserierende Muskulatur transportiert Auswirkungen einer Verkürzung vorrangig nach proximal mit entsprechenden Auswirkungen auf das Beckenskelett (➤ Kap. 6). Dort werden entsprechend ISG-Dysfunktionen und Blockierungen der Symphyse sowie des lumbosakralen Übergangs verursacht und unterhalten (➤ Abb. 18.7).

Fibulablockierungen persistieren oftmals nach Gelenkersatz und können z. B. für eine Extensionsbehinderung des Gelenks verantwortlich sein.

18.5 Ergänzende Therapiemöglichkeiten

Hier kommen die üblichen physiotherapeutischen und medikamentösen Maßnahmen nach dem entsprechenden Eingriff zum Einsatz. Beweglichkeit und Schmerzen können durch die begleitende ESWT u. U. erheblich positiv beeinflusst werden.

KAPITEL

19 Adduktoren-Syndrom

19.1 Allgemeines

Die Adduktorenmuskulatur ist oftmals von Verkürzungen und/oder MfTrPs betroffen. Die Schmerzen treten dann lokal oder fortgeleitet nach proximal (Leiste) oder distal (Knie) auf. Vielfach entsteht bei entsprechend lang andauerndem Zug auf das Periost des Os pubis dort eine Insertionstendinose, in seltenen Fällen eine avaskuläre Knochennekrose (Osteitis pubis). Chronisch hypertone Adduktorenmuskeln sind verletzungsanfällig (Zerrung/Faserriss) und verringern durch ihre Verkürzung die sportliche Leistungsfähigkeit. Der Schmerz z. B. am Os pubis unterhält die Muskelverspannung und umgekehrt. Diesen Circulus vitiosus gilt es zu durchbrechen.

Mögliche **Ursachen** sind:

- Angeborene Winkelfehlstellungen des Schenkelhalses (Coxa valga/vara) mit mechanisch ungünstigem Wirkhebel der Muskulatur, Pfannendysplasie
- Coxarthrose
- Repetetive Strain Injury (rezidivierende Mikrotraumata) z. B. Beispiel beim Sport (Fußball)
- Fortleitung von Fußfehlstellung (Senkfuß) über TFL, z. B. bei Läufern; MfTrPs in der TFL (auch ausgehend vom medialen Tibiakantensyndrom, ➤ Kap. 22) nach kranialwärts
- Fortleitung über die OFL nach distalwärts aus dem M. rectus abdominis im Sinne eines Rektus-Adduktoren-Syndroms
- ISG-/Symphysenblockierungen
- Entfernung von Ansatz und Ursprung der Muskulatur durch ein Ilium posterior (➤ Kap. 6, ➤ Kap. 16)

19.2 Therapie

Der Patient liegt auf dem Rücken. Das zu behandelnde Bein wird in ABD und ARO zur Seite abgelegt (➤ Abb. 19.1). Das abgelegte Bein kann durch eine Halbrolle oder den Rumpf des Behandlers gestützt werden.

In dieser Positionierung ist es möglich, die nachlassende Spannung unmittelbar während der Behandlung wahrzunehmen, indem das Bein weiter nach außen kippen kann.

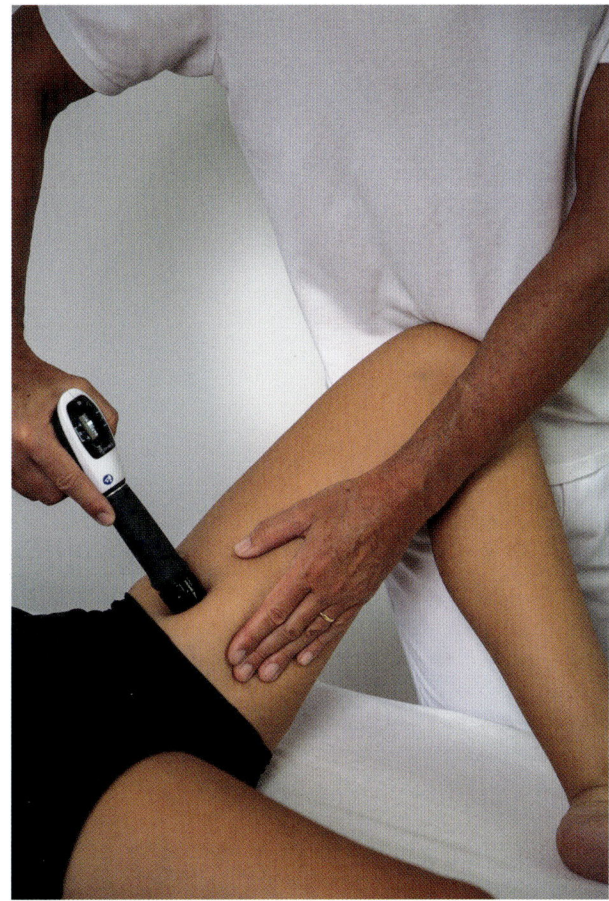

Abb. 19.1 Behandlung der Adduktoren mit rESWT unter Vordehnung [K420]

Alternativ kann auch in Bauchlage behandelt werden, je nach Lokalisation der Triggerpunkte (v. a. M. adductor magnus).

Die freie Hand des Therapeuten sollte immer Kontakt zur behandelten Struktur halten, um ein sicheres Vermeiden des Gefäßnervenstrangs zu gewährleisten. Dies gilt insbesondere proximal im Bereich der Leiste und distaler beim Eintritt in den Canalis adductorius (M. adductor magnus).

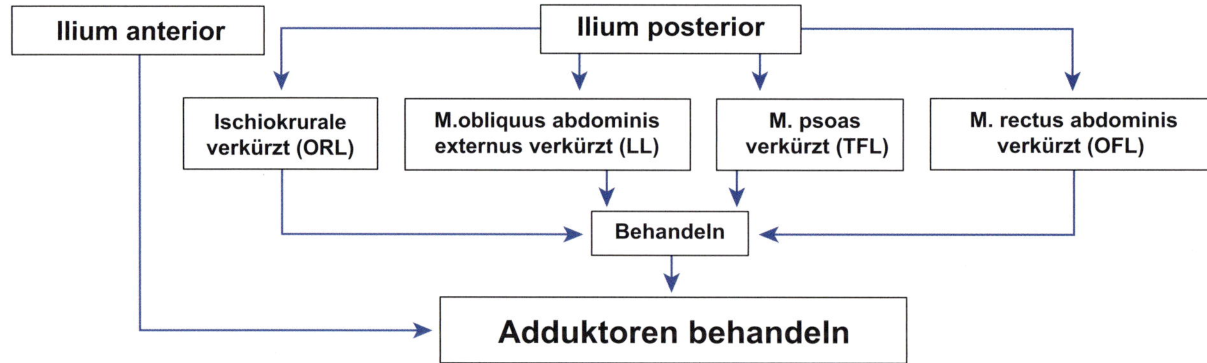

Abb. 19.2 Behandlungsalgorithmus bei Adduktoren-Syndrom [L138]

Behandlungsparameter

Energie **rESWT:** 1,0–2,5 bar
Anzahl der Impulse 300–500 pro Triggerpunkt, Gesamtimpulszahl je Sitzung: 6.000–8.000.
Anzahl der Behandlungen 4–6 im Abstand von 1 Woche.

Applikator

rESWT Myofaszialer Applikator

19.3 Verkettungen/Antagonisten

Die Adduktorenmuskulatur ist Bestandteil der **tiefen Frontallinie** (TFL, nach Myers). Somit können Kräfte von der tiefen Sprunggelenkmuskulatur nach proximal sowie aus dem M. iliopsoas nach distal in sie fortgeleitet werden. Umgekehrt können MfTrPs der Adduktoren die jeweilig benachbarten Teile der TFL und letztendlich deren gesamten Verlauf beeinflussen.

Beim Rektus-Adduktoren-Syndrom ist die primäre Verkürzung im M. rectus abdominis (OFL) zu sehen. Über ein Ilium posterior und die fasziale Verbindung, die über den Ramus superior ossis pubis zieht, stehen die Adduktoren mit der geraden Bauchmuskulatur nach kranial in Verbindung.

Die hauptsächlich über die Antagonistenpaarung wirksame Muskulatur ist die für die Abduktion des Beines im Hüftgelenk verantwortliche mittlere und tiefe Glutealmuskulatur sowie bei extendierter Hüfte der M. tensor fasciae latae.

Bezüglich der anterioren Rotation des Iliums bei verkürzten Adduktoren wirken antagonistisch zum einen die Ischiokruralmuskulatur, zum anderen der M. iliopsoas der gleichen Seite, der M. obliquus abdominis externus sowie bei extendiertem Hüftgelenk der M. adductor magnus.

19.4 Schlüsselregionen und Dysfunktionen

Der größte Anteil der Adduktorenmuskulatur entspringt am Ramus ossis pubis (Ausnahme: M. adductor magnus am Ramus ossis ischii) und hat demzufolge bei Verkürzung eine Zugwirkung auf das Ilium nach kaudal und medial. Die distalen Insertionen am Femur bedingen dort keine Positionsveränderungen, rotieren das Femur jedoch bei gestrecktem Bein nach innen.

Das Ilium wird also im Sinne eines **Ilium anterior/Inflare** ausgelenkt. Findet man diese zu erwartende Dysfunktion des ipsilateralen Iliums, kann man zunächst einmal davon ausgehen, dass es sich beim Zustand der Adduktorenmuskulatur um das primäre Problem handelt und diese mit der ESWT therapieren (➤ Abb. 19.2).

Sollte wider Erwarten das Ilium nicht in dieser Dysfunktion zu finden sein, sind zunächst diejenigen Muskeln nach MfTrPs zu scannen, die für das gefundene Dysfunktionsmuster verantwortlich sind.

So werden zum Beispiel bei einem **Ilium posterior** Ansatz und Ursprung der Adduktoren voneinander entfernt, was diese einem kontinuierlichen Strain aussetzt. Hierdurch werden die Ausbildung von MfTrPs und Muskelverletzungen (Zerrung/Riss) begünstigt.

Ursachen für

- Ilium posterior mit Inflare: M. psoas, M. rectus abdominis ipsilateral, M. obliquus abdominis externus contralateral (Spirallinie);
- Ilium posterior mit Outflare: Ischiokruralmuskulatur, M. obliquus abdominis externus ipsilateral.

Assoziierte Dysfunktionen:

- Symphysenblockierung
- Blockierung des ISG ipsilateral

MERKE

Rezidivierende Adduktorenverletzungen bei Sportlern können ihre Ursache in persistierenden MfTrPs der Adduktoren selbst, aber auch im Verlauf der TFL und/oder der Antagonistenmuskulatur haben.

19.5 Ergänzende Therapiemöglichkeiten

- Orthopädietechnisch: Einlagen mit Abstützung des Fußlängsgewölbes
- Physiotherapeutisch: Dehnungen, PIR, Querfriktionen, Auftrainieren der Antagonisten, manuelle Triggerpunktbehandlung, Taping, Dehnungsbehandlung in Eigenregie, Faszienrolle
- Therapie weiterer möglicher Ursachen im Verlauf der TFL: Erkrankungen des kleinen Beckens oder intraabdominell mit tonuserhöhendem Effekt auf den M. iliopsoas
- Akupunktur, Lasertherapie
- Belastungsreduktion, Trainingsmodifikation, Überprüfung des Sportschuhs (Pro-/Supination fördernd?)

KAPITEL

20 Ischiokruralmuskulatur (Hamstrings)

20.1 Allgemeines

Die Ischiokruralmuskulatur spielt v. a. im Bereich der sportassoziierten Beschwerden und Verletzungen eine bedeutende Rolle. Muskelverhärtungen, Zerrungen und Faserrisse werden durch das Vorliegen von MfTrPs begünstigt. Auch Beschwerden am ventralen Oberschenkel können durch verkürzte Hamstrings verursacht und unterhalten werden (Antagonistenprinzip). Neben der Verletzungsanfälligkeit ist für Sportler auch die schlechtere Performance durch Reduktion der Kraftentwicklung, Verminderung der optimalen Wirklänge der Muskeln und Veränderung der Gelenkmittelposition (Knie und Hüfte) ausschlaggebend.

Chronische Insertionstendinopathien an den Tubera ossi ischii und am Pes anserinus resultieren ebenfalls aus dauerhaft verkürzten und hypertonen Ischiokruralmuskeln.

Die Ischiokruralmuskulatur ist die Verbindungs- und Übertragungsstrecke von Beckenregion zum Knie und umgekehrt, sodass kranial entstehende Probleme nach kaudal weitergeleitet werden können und vice versa.

Mögliche **Ursachen** von Beschwerden im Bereich des dorsalen Oberschenkels sind:

- Lokale Überlastungsreaktionen (Sport), Unfälle (Prellungen bei Kontaktsportarten, Zerrungen, Faserrisse)
- Gonarthrose
- Dysfunktionen des Beckenrings mit Bewegungsstörungen im ISG
- Ilium-anterior-Position mit Entfernung von Ursprung und Ansatz der Muskultur durch Einwirkung von Muskeln, die einer anderen Kette als der ORL angehören (➤ Kap. 20.4)
- Aufsteigende Verkettung von Fuß und Wade (ORL, LL)
- Absteigende Verkettung von Rückenmuskulatur (ORL)

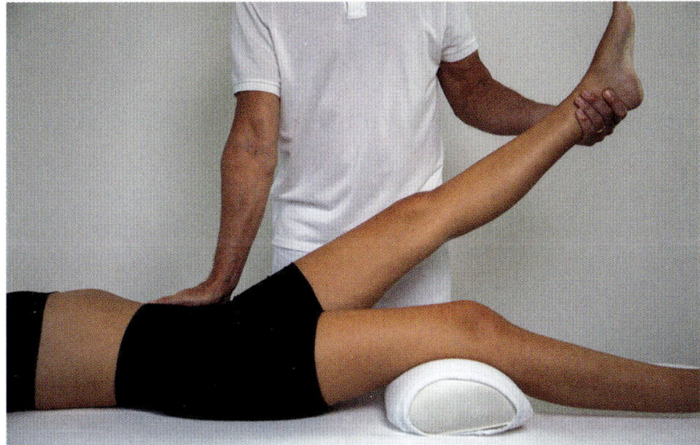

Abb. 20.1 Straight Leg Raise Test unter Palpation der gleichseitigen SIAS [K420]

Diagnostik:

☒ Der Patient liegt auf dem Rücken. Eine kranialer positionierte SIAS (Ilium posterior, Outflare) lässt auf eine Verkürzung der Ischiokruralmuskulatur schließen. Im nachfolgenden Straight Leg Raise Test wird im Seitenvergleich die Winkelstellung registriert, ab der sich das Becken mitbewegt (➤ Abb. 20.1).

☒ In Bauchlage ist demzufolge die SIPS ipsilateral kaudaler eingestellt, das Listening dort weist nach kaudal.

☒ Am stehenden Patienten sieht man auf der betroffenen Seite ein falsch negatives Vorlaufphänomen, das sich im Sitzen aufhebt oder zu einem positiven Vorlaufphänomen wandelt (➤ Kap. 15.1).

20.2 Therapie

Die Ischiokruralmuskulatur lässt sich sehr gut mit der rESWT behandeln (➤ Abb. 20.2). Nur bei sehr muskelkräftigen Individuen ist es v. a. im Bereich des M. biceps femoris erforderlich, zum Erreichen der erforderlichen Eindringtiefe die fESWT einzusetzen.

Behandlungsparameter

Energie **rESWT:** 1,0–2,5 bar, **fESWT:** 0,1–0,2 mJ/mm²
Frequenz **rESWT:** 13–17 Hz, **fESWT:** automatisch
Anzahl der Impulse **rESWT:** 3.000–4.000 jeweils für die mediale und laterale Gruppe der Ischiokruralmuskulatur, maximal ca. 8000 Impulse/Sitzung, auch bei zusätzlicher Behandlung des M. quadriceps; **fESWT:** 1.000–2.000, je 300–500 Impulse/Triggerpunkt.
Anzahl der Behandlungen 4–6 Behandlungssitzungen im Abstand von einer Woche.

Applikator

rESWT Myofaszialer Applikator
fESWT ohne Vorlaufstrecke Ggf. bei großem Muskelquerschnitt

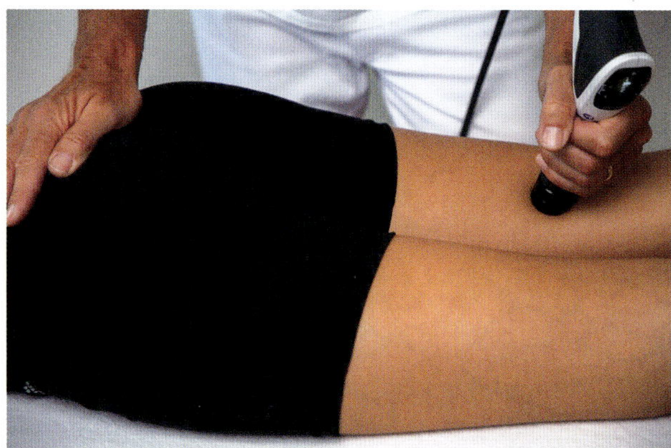

Abb. 20.2 rESWT der medialen Ischiokruralgruppe unter Palpation der gleichseitigen SIPS [K420]

20.3 Verkettungen/Antagonisten

Die Ischiokruralmuskulatur ist Bestandteil der ORL nach Myers. Sie setzt sich nach kaudal in den M. triceps surae, die Achillessehne und die Plantaraponeurose fort, worüber Verkürzungen und Tonuserhöhungen in diese Regionen transportiert werden, aber auch aus ihnen nach proximal aufsteigen können. Über das Fibulaköpfchen und den lateralen Knieaspekt besteht eine Verbindung zur LL (Peronealmuskulatur, Tractus iliotibialis) und zur OFL (Sprunggelenkextensoren).

Nach kranial besteht Verbindung zur Rückenstreckmuskulatur (ORL) und über die Anheftungen am knöchernen Becken zu allen Muskelketten, die v. a. die Iliumrotation beeinflussen können. Hierüber können Verkürzungen/Tonuserhöhungen von proximal nach distal gelangen.

Antagonistisch wirksam ist am Knie die Quadrizepsmuskulatur, für die Iliumrotation sind es die Adduktoren, der M. rectus femoris und der M. tensor fasciae latae.

TIPP

Bei rezidivierenden Beschwerden der Ischiokruralmuskulatur lohnt es sich immer, die Quadrizepsmuskulatur auf MfTrPs zu untersuchen und umgekehrt.

20.4 Schlüsselregionen und Dysfunktionen

Zwei Regionen sind für die Identifizierung des Ursprungs der Verkürzung entscheidend: das **Fibulaköpfchen** und das **ipsilaterale Os ilium.**

Eine primäre Verkürzung des M. biceps femoris positioniert das Fibulaköpfchen posterior-superior. Findet sich diese Situation bei einem verkürzten Muskel und ist das ipsilaterale Ilium posterior rotiert (evtl. mit Outflare), kann man zunächst davon ausgehen, dass der maßgebliche Triggerpunktkomplex im M. biceps femoris liegt. Dieser ist dann vorrangig zu behandeln (➤ Abb. 20.3).

Alle anderen Situationen lassen vermuten, dass die Ischiokruralmuskulatur einem Geschehen „zwischengeschaltet" ist, das einen entfernteren Ursprung hat.

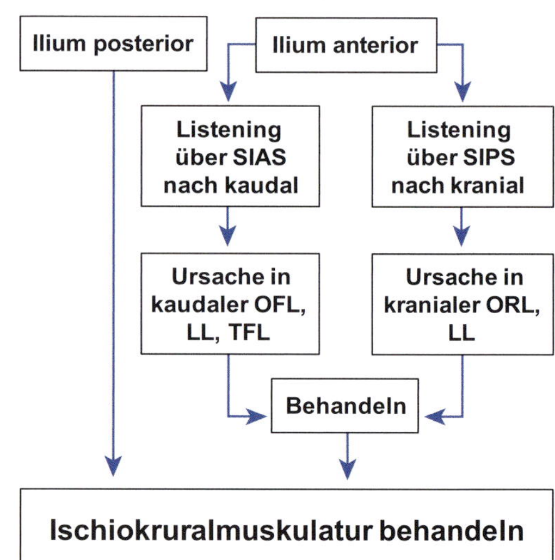

Abb. 20.3 Behandlungsalgorithmus der Ischiokruralmuskulatur [L138]

Beispiel

Eine primäre Adduktorenverkürzung kann über ein daraus resultierendes Ilium anterior zu einer Entfernung von Ursprung und Ansatz der Ischiokruralmuskulatur führen, was diese wiederum anfällig für die Entwicklung von MfTrPs und Verletzungen macht.

Bei einem Fußballspieler, der diese Konstellation aufweist und primär dorsalseitige Oberschenkelbeschwerden hat, müsste deshalb vorrangig die Adduktorenmuskulatur behandelt werden.

Bei Kraftübertragung über den Tractus iliotibialis steht das Fibulaköpfchen anterior-superior.

Ein posterior-inferiores Fibulaköpfchen weist auf den Trizeps surae hin, ein anterior-inferiores Fibulaköpfchen auf die Sprunggelenkextensoren und die Peronealmuskeln als Ursprungsregion der Verkürzung.

Ein anterior stehendes Ilium weist auf eine auslenkende Kraft hin, die nicht primär aus der Ischiokruralmuskulatur kommt. Demzufolge ist weiter nach deren Ursprung zu suchen.

Die coxofemorale Rotationsstellung beim Ilium anterior bedingt eine Öffnung des unteren und eine Kompression des oberen ISG-Pols. Beim Ilium posterior (aufsteigende Verkettung über die ORL) ergibt sich die umgekehrte Situation mit entsprechender Dysfunktion des ISG.

Das Ilium posterior nimmt über die iliolumbalen Bänder L5 in eine gleichseitige, non-neutrale ERS-Dysfunktion mit, die sich bei Normalisierung der Iliumposition spontan lösen kann.

Durch das Tiefertreten des dorsalen Iliumaspekts werden dort entspringende Muskelgruppen unter Zug gesetzt, was an deren Ansatzzonen zu Dysfunktionen (Blockierungen) führen kann. Als Beispiele seien hier genannt:

- M. quadratus lumborum mit Auswirkung auf die kaudalen Rippen (Exspirationsdysfunktion), die Querfortsätze der LWK (Seriendysfunktion der LWK, neutrale NSR-Dysfunktionen).
- M. iliocostalis thoracis: dorsaler Aspekt der Rippen (Inspirationsdysfunktion)
- M. latissimus dorsi: Tiefertreten der Scapula mit daraus resultierenden Folgen am Schultergürtel (➢ Kap. 12)

20.5 Ergänzende Therapiemöglichkeiten

- Physiotherapeutisch: Elektrotherapie, Ultraschalltherapie, Kryotherapie, Querfriktionen der Insertionen am Becken und Knie, klassische Massage, Taping
- Infiltration oder ESWT der Insertionstendinosen am Pes anserinus und am Tuber ossis ischii zur Unterbindung der „Rückkopplung" des Schmerzes in die Muskulatur mit resultierender Tonuserhöhung
- Selbstbehandlung durch Patienten: Dehnung Ischiokruralmuskulatur und M. quadriceps, Faszienrolle für gesamte ORL und M. quadriceps
- Akupunktur, Lasertherapie

KAPITEL

21 Parapatellares Schmerzsyndrom

21.1 Allgemeines

Unter dem parapatellaren Schmerzsyndrom fasst man ein Beschwerdebild zusammen, bei dem in der Regel kein direkt fassbares, strukturelles Korrelat zu ermitteln ist.

Klassische orthopädische Krankheitsbilder mit überwiegend im Bereich der Patella auftretenden Beschwerden sind:

- Retropatellare Chondromalazie/Retropatellararthrose
- Patellaspitzensyndrom
- Patellarsehnentendinitis/Quadrizepssehnentendinitis
- Morbus Osgood Schlatter/Morbus Sinding-Larsen: im Wachstumsalter auftretende, überlastungsbedingte Verknöcherungsstörungen an der Tuberositas tibiae bzw. am distalen Patellapol
- Dysplasien von Patella bzw. patellarem Gleitlager, Patella alta bzw. baja mit Maltracking der Patella

Viele dieser Krankheitsbilder sind primär mit ESWT behandelbar. Entscheidend ist, dass nahezu immer im Umfeld des pathologischen Bereichs die regionale Muskulatur mitbeteiligt ist und gesondert behandelt werden muss, um einen optimalen Therapieerfolg zu erzielen.

MERKE

Im Umfeld „klassischer" orthopädischer Erkrankungen des Kniegelenkes treten regelhaft MfTrPs auf, die gesondert behandelt werden sollten.

Das eigentliche parapatellare Schmerzsyndrom ohne initial sichtbares, strukturelles Korrelat spielt sich in der Muskulatur ab. Hier führen Verkürzungen und muskuläre Ungleichgewichte mit oder ohne MfTrPs zu Insertionstendinosen der an der Patella ansetzenden kapsulären Strukturen, zu einem Maltracking der Patella mit erhöhtem retropatellaren Anpressdruck und vor allem zu einem Referred Pain mit Projektion zur und um die Patella. Anamnestischer Hinweis auf ein Vorliegen dieser Situation kann schon das Versagen anderer therapeutischer Maßnahmen (Physiotherapie, orale Medikation, Injektionen etc.) im Vorfeld sein.

Genau hier ist die Behandlung mit der ESWT sehr erfolgversprechend.

TIPP

Der mangelnde Erfolg gängiger therapeutischer Verfahren bei Knieschmerzen kann ein anamnestischer Hinweis auf MfTrPs als Schmerzursache sein. Es sollte dann die Muskulatur im Mittelpunkt der Behandlung stehen.

21.2 Therapie

Behandlungsparameter

rESWT

Energie 1–3 bar, abhängig vom Schmerzempfinden des Patienten
Frequenz 10–15 Hz
Anzahl der Impulse 2.000–3.000 je Anteil des M. quadriceps, desgleichen jeweils für die mediale und laterale Ischiokruralgruppe. Für die Sprunggelenkextensoren ca. 2.000 Impulse. Eine **Gesamtimpulszahl** von 8.000–10.000 pro Sitzung sollte nicht überschritten werden.
Sehnen und deren Insertionen werden mit deutlich geringeren Intensitäten (0,3–1,5 bar) behandelt, eine Gesamtimpulszahl von 2.000–3.000 je Lokalisation ist ausreichend.
Behandlungsdauer3–5 Behandlungen im Abstand von 1 Woche.

fESWT

Energie 0,1–0,25 mJ/mm^2, abhängig vom Schmerzempfinden des Patienten
Frequenz 4–6 Hz (automatisch)
Anzahl Impulse 1.000–1.500/Sitzung, auf jeden Fall so lange, bis der Patient ein deutliches Nachlassen der Empfindlichkeit unter der Behandlung angibt.
Behandlungsdauer 3–5 Behandlungen im Abstand von 1 Woche.

Applikator

Patellaspitzensyndrom, Morbus Osgood-Schlatter, Morbus Sinding-Larsen, Patellarsehnentendinitis und Quadrizepssehnentendinitis sind sehr gut **fokussiert** behandelbar. Dies hat den Vorteil, dass weniger Erschütterungen auf den Knochen übertragen werden als mit der rESWT. Diese kann jedoch genauso, z. B. mit dem Soft-Tip (Storz Medical), zum Einsatz kommen.

Die regionale Muskulatur wird in der Regel mit der **rESWT** behandelt. Bei sehr muskelkräftigen Patienten bringt hier die fESWT den Vorteil der größeren Eindringtiefe.

21.3 Verkettungen/Antagonisten

Ventral über das Knie verläuft die **oberflächliche Frontallinie** (OFL) nach Myers. Daraus ergeben sich folgende Muskeln, die sich in einer **longitudinalen Verkettung** gegenseitig beeinflussen (von kaudal nach kranial):

- Sprunggelenkextensoren (Mm. extensor hallucis longus, extensor digitorum longus und tibialis anterior)
- M. quadriceps femoris (Mm. vastus lateralis, intermedius, medialis, rectus femoris)
- M. rectus abdominis

Antagonistische Muskulatur (oberflächliche Rückenlinie nach Myers):

- Medial: Mm. semitendinosus u. semimembranosus
- Lateral: M. biceps femoris
- Distal in Verkettung mit der Ischiokruralmuskulatur: M. gastrocnemius (beide Köpfe), M. soleus (v. a. mit Auswirkung auf Position des Fibulaköpfchens, ➢ Kap. 6.1.4)

21.4 Schlüsselregionen und Dysfunktionen

Entscheidende Hinweise darüber, welche Muskeln primär und welche sekundär von der Verkürzung bzw. den myofaszialen Triggerpunkten betroffen sind, geben die Stellung des Os ilium und der Fibula der betroffenen Seite (➢ Kap. 6).

Dysfunktionen („Blockierungen"), die diese muskulären Zustände auslösen und/oder unterhalten bzw. deren Folge sind, werden am effektivsten **nach** der Therapie mittels ESWT manualtherapeutisch behandelt, falls sie sich nicht bereits in der Folge der Muskelbehandlung aufgelöst haben (➢ Abb. 21.1):

- ISG-Blockierungen (i. d. R. Folge des Muskeltonus)
- Fibulaköpfchenblockierungen (i. d. R. Folge des Muskeltonus)
- Blockierungen der Metatarsalia (in Außenrotation, kann zu Ilium posterior, in Innenrotation zu Ilium anterior führen, sind somit **ursächlich**).

Beispiel

Die Dysfunktion (Blockierung) eines oder mehrerer Metatarsalia führt über die aufsteigende Verkettung der ORL zu MfTrPs des lateralen Gastroknemiuskopfes, weiter zu einer posterior-inferioren Stellung des Fibulaköpfchens, dadurch zu einer Spannungseinleitung in den M. biceps femoris mit MfTrPs und konsekutiv zu einem Ilium posterior. Diese Zustände können sämtlich **asymptomatisch** sein.

Durch die posteriore Stellung des Ilium entfernen sich Ursprung und Ansatz des M. rectus femoris. Dieser bildet hierdurch und ggf. durch antagonistischen Einfluss aus dem M. biceps femoris MfTrPs aus, die nach peripatellar projizieren und die geklagten Beschwerden verursachen.

Die **alleinige Behandlung** des M. quadriceps kann **nicht nachhaltig erfolgreich** sein, da sie mit großer Wahrscheinlichkeit rezidivieren wird. Man muss also sowohl die agonistische als auch die antagonistische Muskulatur in der gesamten Verkettung scannen und behandeln.

Vorschlag für Reihenfolge der Therapie:

- M. gastrocnemius (2.000 Imp., rESWT, 2 bar)
- M. biceps femoris (3.000 Imp., rESWT, 2 bar)
- M. rectus femoris (2.000 Imp., rESWT, 2 bar)
- Gegebenenfalls M. vastus lateralis (2.000 Imp., rESWT, 2 bar).

Gesamtimpulszahl: 8.000–10.000, Dauer: ca. 9–10 min bei Frequenz 15 Hz

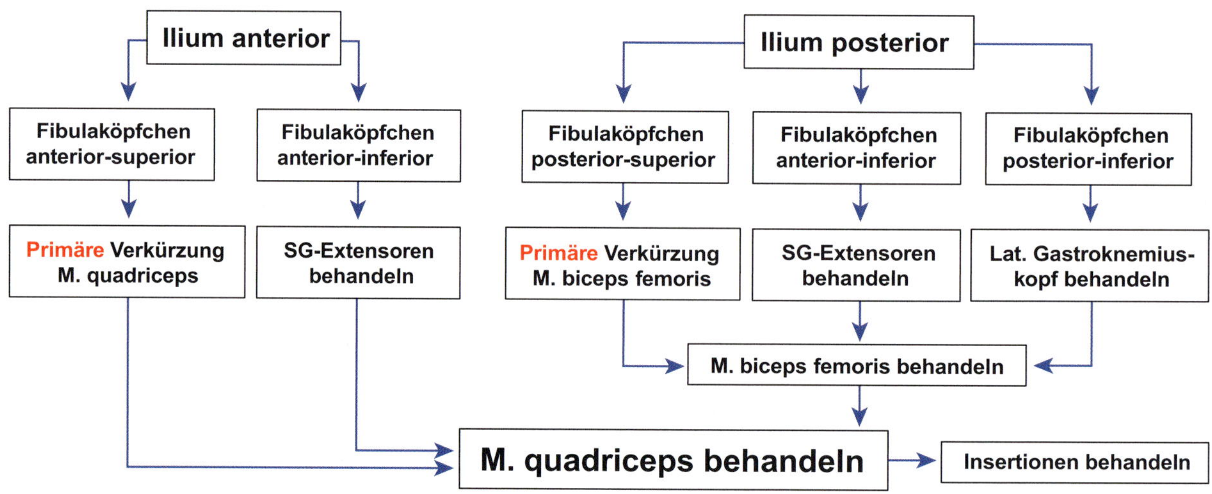

Abb. 21.1 Behandlungsalgorithmus beim parapatellaren Schmerzsyndrom [L138]

21.5 Ergänzende Therapiemöglichkeiten

- Orthopädietechnisch: ggf. Einlagenversorgung bei Knick-Senk-Fuß und Einleitung postural wirkender Kräfte über die Sprunggelenkextensoren in die OFL, Kniebandage, Kasseler Patellarsehnenbandage
- Physiotherapeutisch: Elektrotherapie, Ultraschalltherapie, Taping

Eine Dehnungsbehandlung sowie ein Auftrainieren der Muskulatur ist erst nach Ausschaltung der MfTrPs effektiv.

- Selbstbehandlung durch Patienten: Dehnung M. quadriceps, Sprunggelenkextensoren, Ischiokruralmuskulatur, M. triceps surae; Faszienrolle, Faszienball (Plantaraponeurose); Trainingsmodifikation; Wechsel des Sportschuhs
- Medikamentös: Antiphlogistika oral und topisch, Infiltrationen perifokal an den Insertionszonen (Kortikoide zurückhaltend, vorzugsweise z. B. Arnikapräparate plus Procain)
- Akupunktur, Lasertherapie, Magnetfeldtherapie

KAPITEL

22 Shin Splints (mediales und laterales Tibiakantensyndrom)

22.1 Allgemeines

Shin Splints sind eine schmerzhafte Überlastungsreaktion der Sprunggelenkstreckmuskulatur (laterales oder vorderes Tibiakantensyndrom) oder der tiefen Sprunggelenkbeugemuskulatur (mediales oder hinteres Tibiakantensyndrom) sowie deren Insertionen am Periost der Tibia.

Ursächlich ist dabei eine mechanische Überforderung durch die Arbeit, die beim Gehen, Laufen oder Springen auftritt. Dabei sind oftmals Veränderungen im Umfang und der Intensität der Belastung oder der biomechanischen Kopplung des Fußes an den Untergrund (Bodenbelag, Ausformung der Schuhsohle) ausschlaggebend für das Auftreten der Beschwerden. Insofern sind meist sportlich aktive Patienten oder Leistungs- und Profisportler betroffen.

Oftmals entstehen MfTrPs in der entsprechenden Muskelgruppe, die auch beim Aussetzen oder nach Reduktion der Belastungsintensität und in Ruhephasen die Verkürzung der Muskulatur und damit den Zug am Periost aufrechterhalten. Diese MfTrPs gilt es vorrangig auszuschalten, damit auch andere therapeutische Maßnahmen effektiver sind und eine Ausheilung erreicht werden kann. Ein alleiniger Versuch der Belastungsreduktion führt oftmals nicht zum gewünschten Ergebnis und bedeutet dann lediglich Zeitverlust, was vor allem bei Leistungssportlern eine große Rolle spielt.

MERKE

Alleinige Belastungsreduktion ohne Ausschaltung eventuell vorhandener MfTrPs reicht nicht aus, um ein Tibiakantensyndrom zur Ausheilung zu bringen bzw. einem Rezidiv vorzubeugen.

22.2 Therapie

Im Behandlungsgebiet wird idealerweise mit fESWT **und** rESWT gearbeitet. Der myofasziale Teil wird dabei mit rESWT behandelt (➤ Abb. 22.1, ➤ Abb. 22.2) und die Tibiakante direkt mit der fESWT, da dieser Bereich meist sehr schmerzhaft ist. Für tiefe Triggerpunkte in der Wade (M. soleus, ➤ Kap. 22.3) wird ebenfalls die fESWT verwendet.

Behandlungsparameter

Energie **rESWT:** 1,0–2,5 bar, **fESWT:** 0,05–0,2 mJ/mm^2
Frequenz **rESWT:** 13–17 Hz, **fESWT:** automatisch
Anzahl der Impulse **rESWT:** 3.000–6.000, **fESWT:** 1.500–2.000; je 300–500 Impulse/Triggerpunkt.
Anzahl der Behandlungen 4–6 im Abstand von 1 Woche.

Applikator

rESWT Für den Weichteilbereich den myofaszialen Applikator verwenden. Für die Tibiakante den Sehnenapplikator aus Plastik oder Edelstahl, falls keine fESWT zur Verfügung steht.
fESWT Tibiakante mit Vorlaufstrecke VLS II und tiefe Triggerpunkte in der Wadenmuskulatur mit VLS 0 oder I.

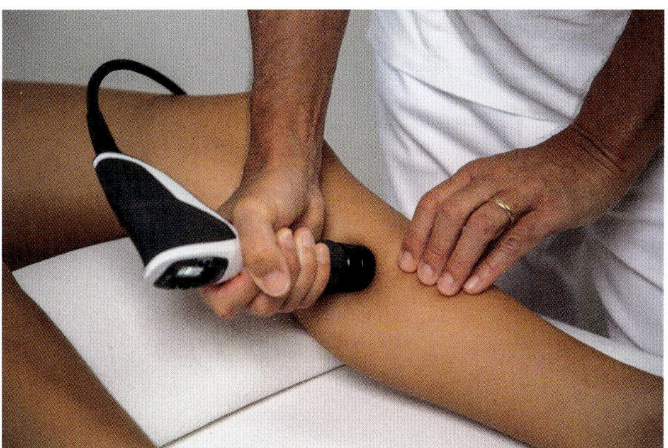

Abb. 22.1 Behandlung der tiefen Sprunggelenkflexoren mit rESWT unter Palpation der Tibiakante und Angulation des Applikators „hinter" dieselbe. [K420]

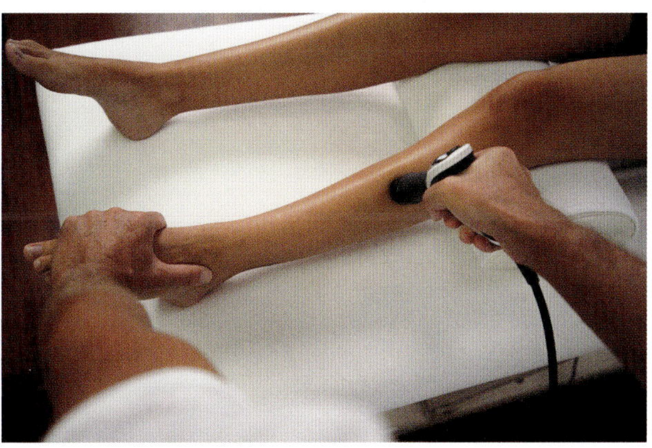

Abb. 22.2 Behandlung der Sprunggelenkextensoren mit rESWT in Vordehnung [K420]

22.3 Verkettungen/Antagonisten

MfTrPs in den betroffenen Muskelgruppen des Unterschenkels sind in der Regel Ausgangspunkte für eine Weiterleitung in der muskulären Kette nach proximal. Sind also im Verlauf der OFL (Sprunggelenkextensoren: Mm. extensor digitorum longus, tibialis anterior, extensor hallucis) oder der TFL (tiefe Sprunggelenkflexoren: Mm. flexor digitorum longus, tibialis posterior, flexor hallucis) symptomatische Bereiche zu finden, lohnt es sich, auch im Bereich des Unterschenkels z. B. nach latenten MfTrPs zu suchen.

Entscheidender für die Unterhaltung einer Symptomatik im Sinne der Shin Splints sind jedoch latente MfTrPs in der jeweiligen Antagonistenmuskulatur, da sie der Arbeit des symptomatischen Muskels durch ihre verringerte Länge einen Widerstand entgegensetzen, der diesen zu einer Überlastungsreaktion veranlassen kann.

Dabei ist vor allem die Gruppe der Sprunggelenkextensoren beim lateralen oder vorderen Tibiakantensyndrom betroffen (➤ Abb. 22.3). Antagonistisch wirkt hierbei der M. triceps surae als Bestandteil der ORL (➤ Abb. 22.4). Die häufigsten MfTrPs sind dort im medialen Bauch des M. gastrocnemius (rESWT) und im M. soleus (rESWT, fESWT, ➤ Abb. 22.5) zu finden.

Für die tiefen Sprunggelenkbeuger stellen die Peronealmuskeln die funktionellen Antagonisten dar.

22.4 Schlüsselregionen und Dysfunktionen

Gelegentlich ist mit der OFL im Bereich des Unterschenkels eine Innenrotationsdysfunktion der Mittelfußknochen als Ursache der Beschwerden assoziiert. Diese gilt es zu beheben, um die Behandlung des lateralen oder vorderen Tibiakantensyndroms zu erleichtern. Ein anterior-inferior positioniertes Fibulaköpfchen weist auf ein primär in der Extensorenloge lokalisiertes Geschehen hin. Im weiteren Verlauf von OFL und TFL kann die Stellung des gleichseitigen Iliums Auskunft darüber geben, ob die entsprechende muskuläre Verkettung die Verkürzung bzw. Tonusveränderung nach proximal

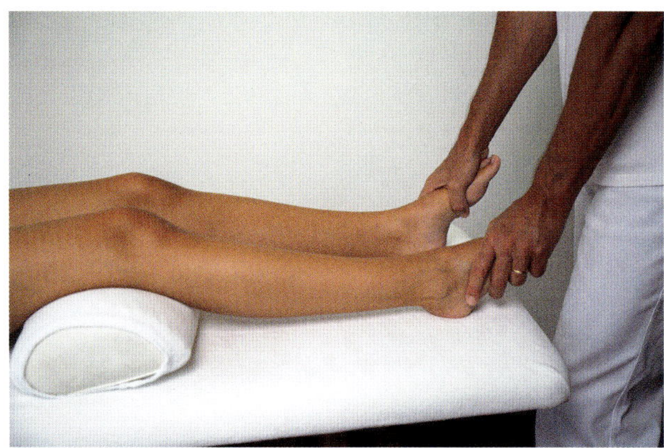

Abb. 22.3 Verkürzungstest der Sprunggelenkextensoren, links positiv [K420]

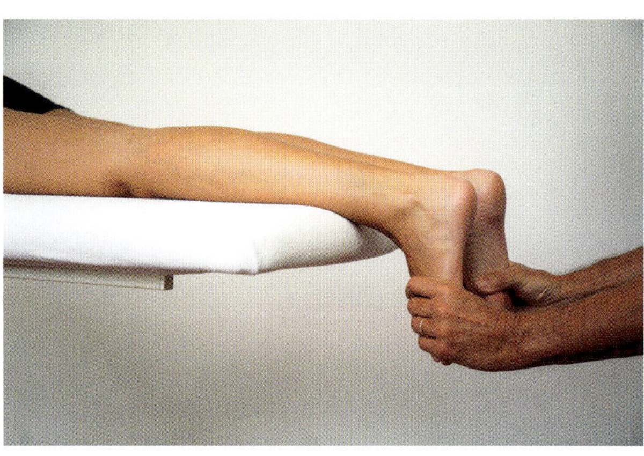

Abb. 22.4 Verkürzungstest des M. triceps surae, rechts positiv [K420]

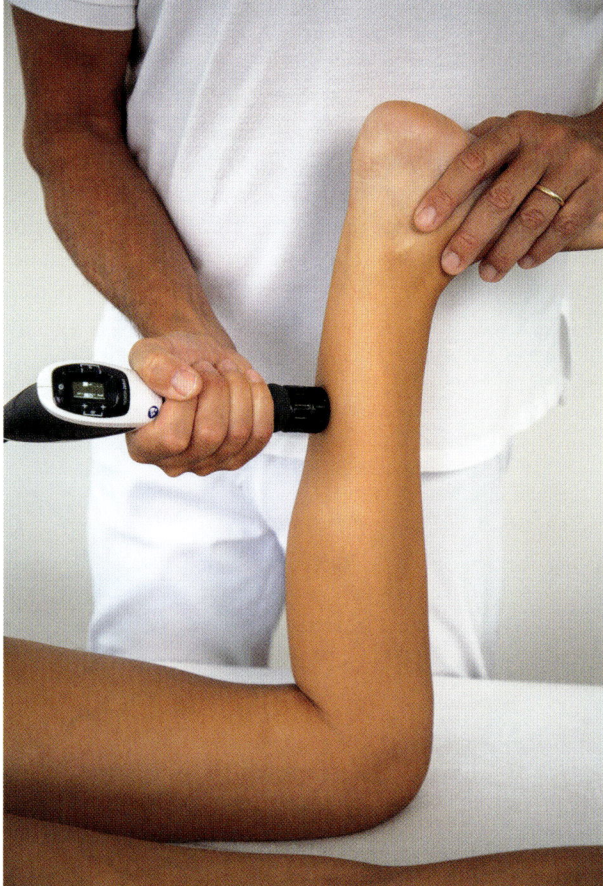

Abb. 22.5 Behandlung des M. soleus mit rESWT in Vordehnung [M1092]

22

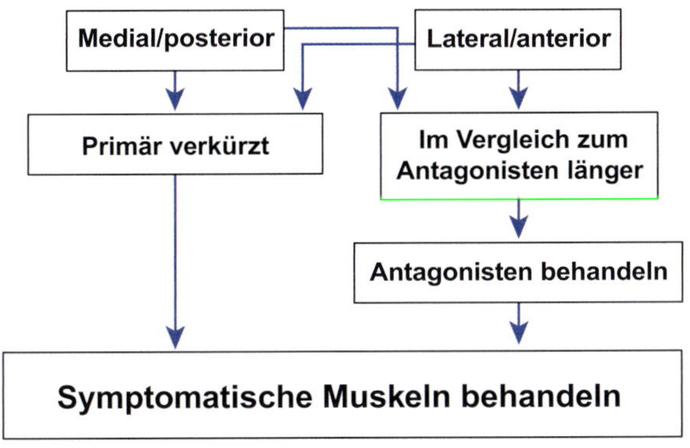

Abb. 22.6 Behandlungsalgorithmus bei Shin Splints [L138]

weitergetragen hat (➢ Kap. 22.3). Dort können dann entsprechend Dysfunktionen von ISG und LWS ausgelöst und unterhalten werden, desgleichen im weiteren Verlauf der OFL und der TFL (➢ Abb. 22.6).

22.5 Ergänzende Therapiemöglichkeiten

- Orthopädietechnisch: Einlagenversorgung zum Ausgleich Knick-/Senkfuß, Sportschuh mit adäquater Pro- oder Supinationsstütze, Verzicht auf weit ausgestellte Sohle v. a. im Fersenbereich
- Physiotherapeutisch: Elektrotherapie, Ultraschalltherapie, Kryotherapie, Taping
- Selbstbehandlung durch Patienten: Dehnung Sprunggelenkextensoren und -flexoren, z. B. im Fersensitz, an Treppenstufe, auch als exzentrische Kontraktionen, Faszienrolle
- Medikamentös: Antiphlogistika oral und topisch
- Akupunktur, Lasertherapie, Magnetfeldtherapie

KAPITEL

23 Achillodynie (Tendinitis/Peritendinitis achilleae)

23.1 Allgemeines

Achillessehnenbeschwerden mit und ohne strukturell-entzündliche Veränderungen des Paratenons und/oder des Sehnengewebes entstehen durch länger andauernde oder repetitive Belastungen des Komplexes von M. triceps surae und der damit verbundenen Achillessehne.

Dies geschieht entweder durch phasische Belastungen in Verbindung mit Achsabweichungen des Rückfußes von der Traglinie des Beines (Rückfußvalgus/Knickfuß), durch Schuhwerk mit entsprechender Auswirkung auf die Achsverhältnisse oder durch längerdauernde, tonische Belastung aufgrund einer verkürzten Wadenmuskulatur. Letztere ist oft durch MfTrPs bedingt, die eine Entlastung des Sehnengewebes und des tendinös-ossären Übergangs während der Ruhephasen nicht zulässt.

Insofern sollte die Behandlung der Achillodynie idealerweise den gesamten muskulotendinösen Komplex umfassen, einschließlich der einwirkenden Muskeln der longitudinalen Verkettung sowie der Antagonisten, falls diese betroffen sind.

Die Behandlung kann ausschließlich durch die rESWT erfolgen, falls verfügbar idealerweise durch eine Kombination von rESWT und fESWT.

23.2 Therapie

Im Behandlungsgebiet werden fESWT und rESWT angewendet. Der myofasziale Teil wird dabei mit der rESWT behandelt und die Achillessehne direkt mit der fESWT, da dieser Bereich meist sehr schmerzhaft ist. Für tiefe Triggerpunkte in der Wade (M. soleus) wird ebenfalls die fESWT verwendet.

Behandlungsparameter

Energie **rESWT:** 1,0–2,5 bar, **fESWT:** 0,05–0,2 mJ/mm²
Frequenz **rESWT:** 13–17 Hz, **fESWT:** automatisch
Anzahl der Impulse **rESWT:** 3.000–6.000, **fESWT:** 1.500–2.000; je 300–500 Impulse/Triggerpunkt, bis 2.000 Imp. auf Sehne.
Anzahl der Behandlungen **rESWT:** 4–6 Therapiesitzungen im Abstand von 1 Woche; **fESWT:** 3–4 Sitzungen im Abstand von ca. 2 Wochen.

Applikator

rESWT Für den Weichteilbereich den myofaszialen Applikator verwenden. Für die Achillessehne den Sehnenapplikator aus Edelstahl oder Plastik, falls keine fESWT vorhanden.
fESWT Achillessehne mit Vorlaufstrecke VLS II, tief liegende Triggerpunkte in der Wadenmuskulatur (M. soleus) mit VLS 0 oder I.

TIPP

Die Behandlung des M. soleus erfolgt am besten unter Vordehnung des Muskels, wobei das Nachlassen des Tonus und die damit verbundene Längenzunahme die ausreichende Impulszahl anzeigen (➤ Abb. 23.1).

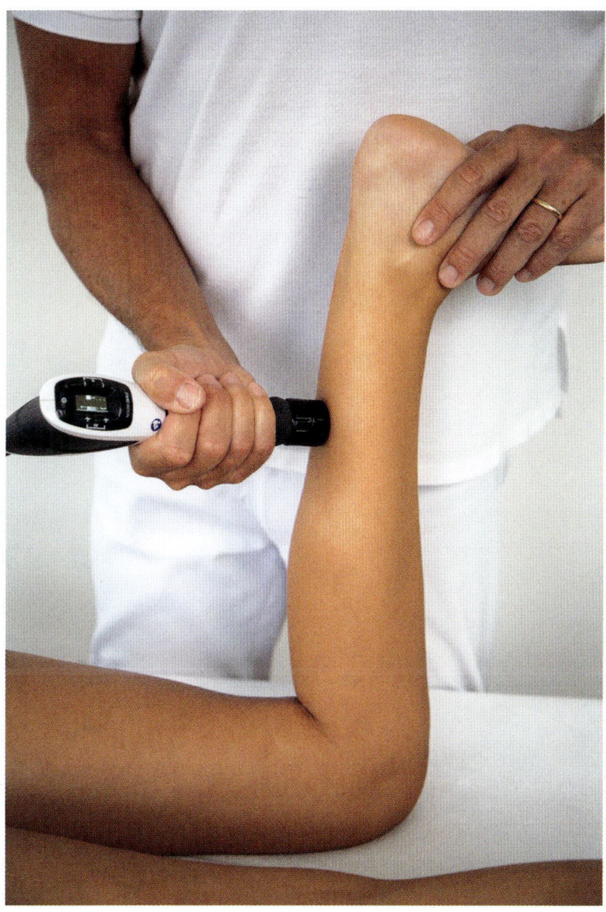

Abb. 23.1 Behandlung M. soleus unter Vordehnung [K420]

23.3 Verkettungen/Antagonisten

Der M. triceps surae ist Teil der oberflächlichen Rückenlinie (ORL) nach Myers. Diese beginnt mit der Plantaraponeurose, setzt sich über die Wadenmuskulatur und die Ischiokruralmuskulatur bis in die Extensoren der Wirbelsäule fort. Über die gesamte Strecke können somit Kräfte eingeleitet werden, die in der Achillessehne und ihrer Insertion am Kalkaneus wirksam werden.

Die Antagonisten (Sprunggelenkextensoren) sind Bestandteil der oberflächlichen Frontallinie (OFL) nach Myers.

☒ Im Seitenvergleich passive Plantar- und Dorsalflexion im OSG, einmal mit getrecktem (M. gastrocnemius, ➤ Abb. 23.2) und einmal mit gebeugtem (M. soleus, ➤ Abb. 23.3) Kniegelenk.
☒ Bei eingeschränkter **Plantarflexionsfähigkeit** sind primär die Sprunggelenkextensoren verkürzt (zuerst behandeln, ➤ Abb. 23.4), bei eingeschränkter **Dorsalflexionsfähigkeit** ist der M. triceps surae verkürzt.

23.4 Schlüsselregionen und Dysfunktionen

Hinweise auf die Beteiligung relevanter Muskelgruppen gibt die Position des Fibulaköpfchens (➤ Abb. 23.5, ➤ Kap. 6.1.4):

- Posterior-inferior: M. triceps surae primär verkürzt
- Anterior-inferior: Sprunggelenkextensoren primär verkürzt (Antagonisten)
- Posterior-superior: M. biceps femoris primär verkürzt, anschließend über ORL Fortleitung in M. triceps surae. Auf den M. biceps femoris einwirkende Kräfte können über die Stellung des Iliums eingeordnet werden (➤ Kap. 6.1.3)

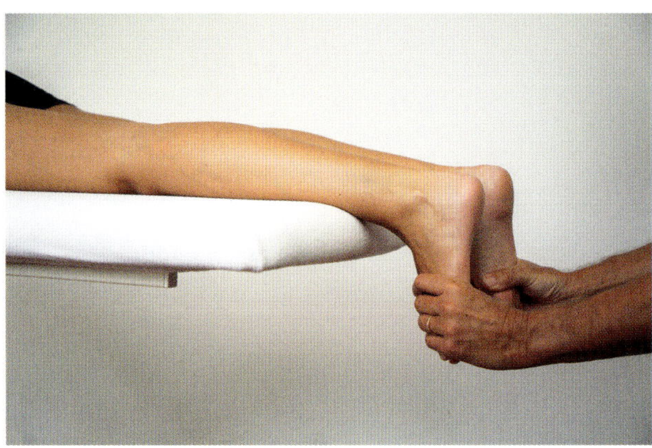

Abb. 23.2 Verkürzungstest M. gastrocnemius (rechts positiv) [K420]

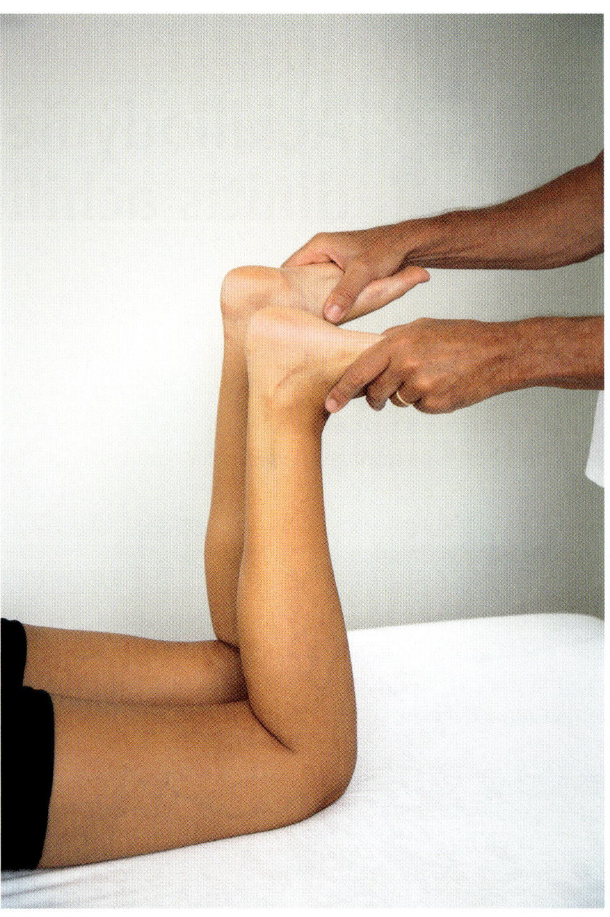

Abb. 23.3 Verkürzungstest des M. soleus (rechts positiv) [K420]

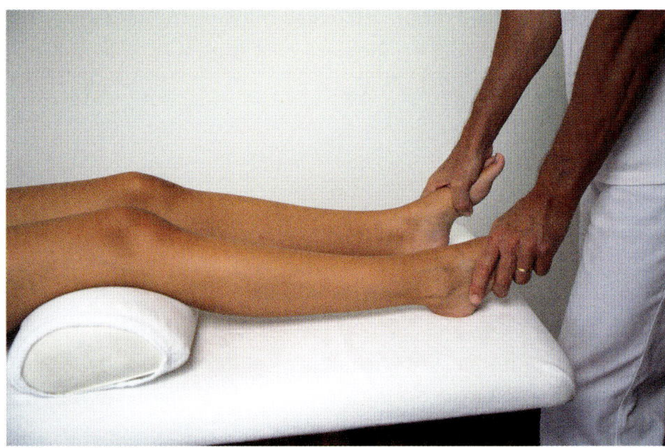

Abb. 23.4 Verkürzungstest der Sprunggelenkextensoren [K420]

- Anterior-superior: Krafteinleitung über den Tractus iliotibialis und die entsprechenden von proximal einwirkenden Strukturen.

23

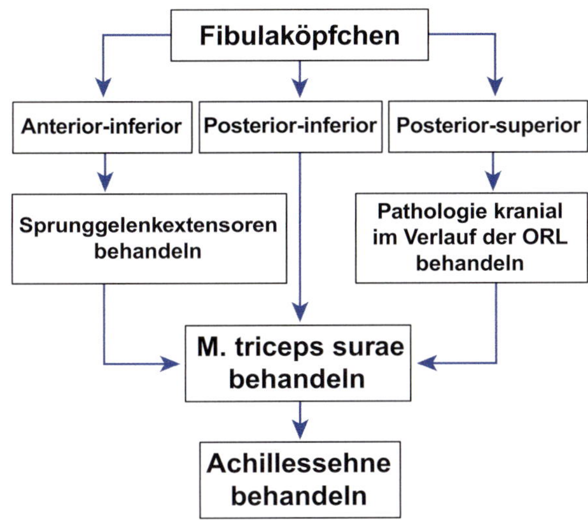

Abb. 23.5 Behandlungsalgorithmus bei Achillodynie [L138]

23.5 Ergänzende Therapiemöglichkeiten

- Orthopädietechnisch: Einlagenversorgung, entlastender Fersenkeil, Achillessehnenbandage
- Physiotherapeutisch: exzentrische Kontraktionen, Elektrotherapie, Ultraschalltherapie, Kryotherapie, Querfriktionen; Faszienrolle/-ball für M. triceps surae, Sprunggelenkextensoren und Fußsohle; Taping
- Medikamentös: Antiphlogistika oral und topisch, Infiltrationen peritendinös (Kortikoide zurückhaltend, vorzugsweise z. B. Arnikapräparate plus Procain, hier auch Volumeneffekt zur Beseitigung von Verklebungen zwischen Paratenon und Sehne), Sklerosierungstherapie der Neogefäße
- Akupunktur, Magnetfeldtherapie

⚠ CAVE

Kortikoide können zu einer Schwächung der Sehne mit gesteigerter Rupturgefahr führen, desgleichen Antibiotika vom Fluorchinolon-typ.

KAPITEL

24 Plantarfasziitis und Fersensporn

24.1 Allgemeines

Bei länger andauernder Überlastung der Plantaraponeurose kann sich diese selbst oder ihre Insertion am Kalkaneus entzünden (Plantarfasziitis). Mit der Zeit kann sich ein sogenannter Traktionsosteophyt des Kalkaneus entwickeln (plantarer Fersensporn), der seinerseits eine Schwachstelle darstellt, die wiederum bei geeigneter Druckbelastung eine schmerzhafte Inflammation unterhalten kann. Mit der Zeit schwächt die chronische Entzündung das Bindegewebe der Plantaraponeurose mit der möglichen Folge von Teilrupturen, die wiederum die Ausheilung verkomplizieren.
Mögliche **Ursachen** sind:

- Fußfehlstellung mit vermehrtem Längszug über die plantare Verzurrung des Längsgewölbes
- Übergewicht
- Fortleitung von Kräften über die ORL nach distal (z. B. aus Wade, Rückenstrecker)
- Punktuelle kurzzeitige Krafteinwirkung i. S. eines Traumas auf die Insertionszone am Kalkaneus (Tritt auf Stein, Treppenstufenkante, Leitersprosse etc.)

24.2 Therapie

Die Behandlung sollte sowohl die Insertion der Plantaraponeurose am Kalkaneus als auch die einstrahlenden kurzen Fußmuskeln, allen voran den M. quadratus plantae, umfassen.

Des Weiteren ist ein Scannen und Therapieren der OFL nach Myers und der antagonistisch wirkenden Muskulatur erforderlich, um das therapeutische Ergebnis zu verbessern.

Behandlungsparameter

Energie **rESWT:** 1,0–2,5 bar, **fESWT:** 0,05–0,2 mJ/mm^2
Frequenz **rESWT:** 13–17 Hz, **fESWT:** automatisch
Anzahl der Impulse **rESWT:** 3.000–6.000, **fESWT:** 1.500–2.000; je 300–500 Impulse/Triggerpunkt.
Anzahl der Behandlungen **rESWT:** 4–6 Termine im Abstand von 1 Woche; **fESWT** an der Insertion: 3–4 Termine im Abstand von ca. 2 Wochen.

Applikator

rESWT Myofaszialer Applikator für den Weichteilbereich; Sehnenapplikator aus Edelstahl für die Insertion der Plantarfaszie, falls keine fESWT vorhanden.
fESWT Vorlaufstrecke VLS II.

24.3 Verkettungen/Antagonisten

Die Plantaraponeurose stellt den Beginn der ORL nach Myers dar. Spannungszustände, die in ihr entstehen, können nach proximal fortgeleitet werden und im Verlauf der ORL wirksam werden. Insofern ist die Plantaraponeurose bei der Behandlung der ORL immer zu berücksichtigen. Der umgekehrte Weg ist sehr viel seltener, aber auch denkbar: Der M. triceps surae kann z. B. übergeordnete Spannungsquelle für die Plantaraponeurose und die damit verbundenen Muskeln sein. Dies lässt sich durch ein Listening über dem M. triceps surae differenzieren.

Der direkte Antagonist ist der M. extensor digitorum brevis. Bei Schmerzzuständen der Fußsohle ist in diesem regelmäßig ein MfTrP zu finden. Es lohnt sich immer, diesen z. B. per Dry Needling auszuschalten (➤ Abb. 24.1).

Außerdem kann durch die Behandlung latenter MfTrPs in den Sprunggelenkextensoren ein positiver Einfluss auf die nach proximal anschließende „Station" der ORL, den M. triceps surae, erzielt werden (➤ Abb. 24.2).

TIPP

Bei Pathologien der Plantaraponeurose immer auch an den M. extensor digitorum brevis denken.

24.4 Schlüsselregionen und Dysfunktionen

Die Fortleitung über die ORL kann auch bei der Plantarfasziitis sowohl von distal nach proximal als auch in umgekehrter Richtung erfolgen. Dabei sind das Fibulaköpfchen (➤ Kap. 6.1.4) und das Ilium (➤ Kap. 6.1.3) aufschlussgebend über die Verlaufsrichtung.

24.5 Ergänzende Therapiemöglichkeiten

- Orthopädietechnisch: Einlagenversorgung, Fersenweichbettung
- Physiotherapeutisch: Elektrotherapie, Ultraschalltherapie, Kryotherapie
- Eigenbehandlung: Faszienrolle/-ball für die Fußsohle; Dehnung der Wadenmuskulatur
- Medikamentös: Antiphlogistika oral und topisch, Infiltrationen peritendinös (Kortikoide zurückhaltend, vorzugsweise z. B. Arnikapräparate plus Procain)
- Akupunktur, Lasertherapie

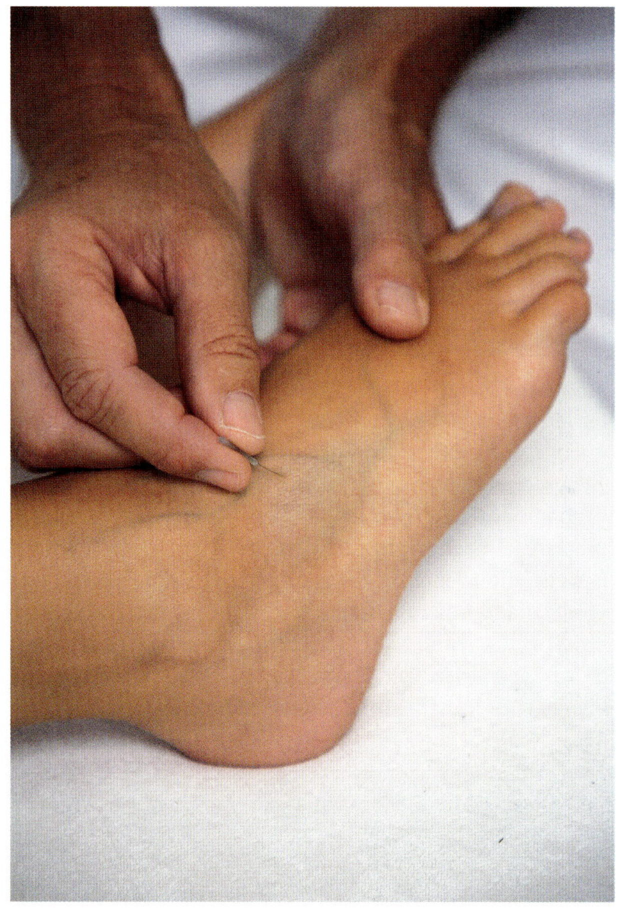

Abb. 24.1 Dry needling des M. extensor digitorum brevis [K420]

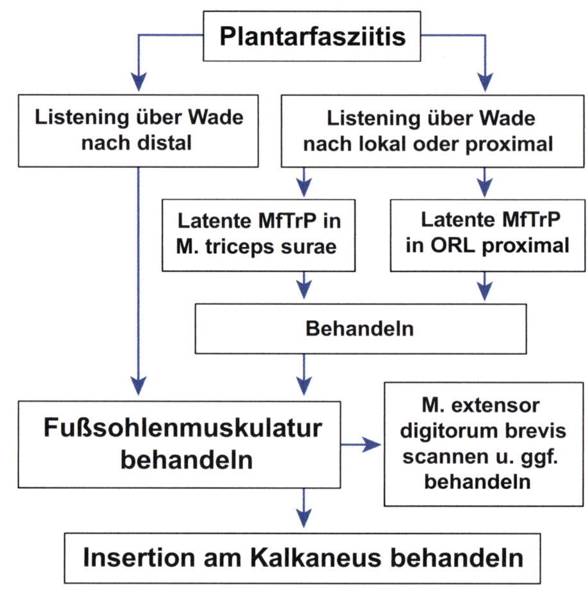

Abb. 24.2 Behandlungsalgorithmus bei Plantarfasziitis [L138]

C Anhang

Leitsymptome und Muskelgruppen

Region	Symptom	Manualmedizinischer Befund	Betroffene Muskeln	Muskuläre Kette (n. Myers)	Relevante Antagonisten	Mögliche Begleitpathologie
Kopf	Schläfen-/Stirnkopfschmerz		Mm. temporalia	TFL	Infra-/suprahyale Muskeln	CMD
		C0 in Neutraldysfunktion (Seitneige ipsilateral)	M. sternocleidomastoideus	OFL, LL	M. splenius capitis ipsilateral und M. trapezius pars descendens kontralateral	Knick-/Senkfüße; MfTrPs M. rectus abdominis (Bauchpathologie); Dysfunktion Clavicula
		Scapula eleviert, adduziert, innenrotiert	M. trapezius pars descendens	ORAL	M. trapezius pars ascendens	Evtl. Radikulopathie zervikal oder andere degenerative HWS-Veränderungen
		C0 in Non-Neutraldysfunktion (ERS)	M. splenius capitis	LL, SL	M. trapezius pars descendens und M. sternocleidomastoideus ipsilateral, M. splenius capitis kontralateral	Evtl. Okzipitalisneuralgie
	Periokulärer Kopfschmerz	C1 in Neutraldysfunktion, Seitneige zur betroffenen Seite	M. obliquus capitis superior ipsilateral	ORL	M. digastricus venter posterior kontralateral	CMD, MfTrP im kontralateralen M. digastricus venter posterior
		C0 in Neutraldysfunktion	M. sternocleidomastoideus	OFL, LL	Mm. trapezius und sternocleidomastoideus kontralateral, M. splenius capitis ipsilateral	Knick-/Senkfüße; MfTrPs M. rectus abdominis (Bauchpathologie); Dysfunktion Clavicula
	Schwindel/Übelkeit/Kopfschmerz	C1 und C2 in Neutraldysfunktion, Seitneige zum betroffenen Muskel	Subokzipitale Muskeln	ORL	Infra-/suprahyale Muskeln	CMD, postural
		C0 in Non-Neutraldysfunktion, ERS zum betroffenen Muskel	M. splenius capitis, Mm. rectus capitis major und minor	LL, SL, ORL	M. trapezius pars descendens kontralateral, M. sternocleidomastoideus kontralateral; infra-/suprahyale Muskeln	
		C1 und/oder C2 in Non-Neutraldysfunktion zum betroffenen Muskel (ERS)	M. levator scapulae	TRAL	M. trapezius pars ascendens, M. latissimus dorsi, M. serratus anterior, M. pectoralis minor	M. latissimus, Interkostalmuskeln, schräge Bauchmuskeln, Tractus iliotibialis
		Scapula eleviert, adduziert, innenrotiert	M. trapezius pars descendens	ORAL	M. trapezius pars ascendens	Evtl. Radikulopathie zervikal oder andere degenerative HWS-Veränderungen

kausal
konsekutiv

Region	Symptom	Manualmedizinischer Befund	Betroffene Muskeln	Muskuläre Kette (n. Myers)	Relevante Antagonisten	Mögliche Begleitpathologie
	Tinnitus/Ohrgeräusch	C1 und C2 in Neutraldysfunktion, Seitneige zum betroffenen Muskel	Subokzipitale Muskeln	ORL	Infra-/suprahyale Muskeln	CMD, postural
		Scapula eleviert, adduziert, innenrotiert	M. trapezius pars descendens	ORAL	M. trapezius pars ascendens	Evtl. Radikulopathie zervikal oder andere degenerative HWS-Veränderungen
		C3–6 in Neutraldysfunktion	M. scalenus medius	TFL	M. scalenus medius kontralateral	Intrathorakale/intraabdominelle Pathologie; Verkürzung M. psoas bei Hüftproblematik, postural bei z. B. Knick-Senk-Füßen Dysfunktion I. Rippe: *Inspirationsdysfunktion*, Exspirationsdysfunktion
	Heiserkeit/Dysphonie/Hustenreiz		M. digastricus (venter posterior)	TFL	M. masseter kontralateral	CMD
		C7–Th3 in Neutraldysfunktion, Seitneige ipsilateral/Rotation zur Gegenseite	M. trapezius pars horizontalis	ORAL		Schulterpathologie; Position Scapula beurteilen; zervikale Nervenwurzelaffektion; Dysfunktion zervikothorakaler Übergang
		Sternoklavikulargelenk/AC-Gelenk in Dysfunktion	M. sternocleidomastoideus, M. subclavius	OFL, LL	M. splenius capitis und M. trapezius pars descendens kontralateral	Schulterpathologie/-trauma; LatTrPs in M. trapezius, M. subclavius; postural über OFL, N. accessorius; kostoklavikuläres Impingement
Obere Extremität	Schulterschmerzen					
	Deltoideusregion ventral	Schultergürtel ventralisiert, Humerus innenrotiert	M. deltoideus pars clavicularis	ORAL	M. deltoideus pars spinalis, M. infraspinatus, M. teres minor	AC-Gelenksarthrose; LatTrPs Mm. supraspinatus, infraspinatus, trapezius; Epikondylopathie
	Deltoideusregion dorsal	Humerus außenrotiert	M. deltoideus pars spinalis	ORAL	M. deltoideus pars clavicularis; M. latissimus; M. subscapularis; M. pectoralis major	
	Über Tuberculum majus/ Impingement		M. supraspinatus (Muskelbauch)	TRAL	M. deltoideus pars clavicularis und spinalis	Impingement, Tendinosis calcarea, RM-Ruptur oder-Teilruptur
	Trapeziusrand	Scapula eleviert, adduziert, innenrotiert (primärer MfTrP)	M. trapezius pars descendens	ORAL	M. trapezius pars ascendens, M. latissimus dorsi	AC-Gelenksarthrose/-arthritis; Radikulopathie
	Trapeziusrand	Scapula eleviert, innenrotiert und ventral gekippt (sekundärer MfTrP)	M. trapezius pars descendens	ORAL/ TVAL/OFL	M. pectoralis minor, LatTrP	Haltungsverfall, LatTrP M. rectus abdominis, Knick-/Senkfüße; Oberbauchpathologie; Scapulaposition
	Über Corpus scapulae	Scapula in Depression, lateralisiert, Humerus innenrotiert	M. infraspinatus, M. deltoideus pars spinalis	TRAL, OVAL	M. latissimus dorsi	LatTrP M. latissimus dorsi, M. deltoideus pars clavicularis, M. pectoralis major, M. subscapularis, Beckenfehlstellung

kausal
konsekutiv

Region	Symptom	Manualmedizinischer Befund	Betroffene Muskeln	Muskuläre Kette (n. Myers)	Relevante Antagonisten	Mögliche Begleitpathologie
		Scapula in Normalposition, Humerus innenrotiert	M. infraspinatus, M. deltoideus pars spinalis	TRAL/ ORAL	M. deltoideus pars clavicularis; M. pectoralis major; M. subscapularis	LatTrPs in Antagonistenmuskulatur
	Epikondylopathie					
	Lateral		Handgelenkextensoren	ORAL/ TRAL	Handgelenkflexoren	Radiusköpfchen/Handwurzelknochen blockiert; LatTrPs in Flexorengruppe/ORAL; Radikulärsyndrom C6; viszerosomatische Aufschaltung auf M. trapezius
	Medial		Handgelenkflexoren	OVAL/ TVAL	Handgelenkextensoren	*Rippe III–V blockiert;* volare Tendovaginitis
	Tendovaginitis Handgelenk volar		Handgelenkflexoren	OVAL/ TVAL	Handgelenkextensoren	
BWS/ Rippen	Thoraxschmerzen beim Atmen/ Bewegungsschmerz	Kraniale Rippen in Exspirationsdysfunktion	M. serratus posterior superior		M. scalenus anterior und medius (I. Rippe); M. scalenus posterior (II. Rippe)	Oft nach hartnäckigem Husten
		I. Rippe in Inspirationsdysfunktion	Mm. scalenus anterior und medius	TFL		C2–6 in NSR (Seriendysfunktion); C2–C6 in Non-Neutraldysfunktion (monosegmental)
		I. Rippe in Inspirationsdysfunktion	M. subclavius	TFL		Klavikuladysfunktion (mögliche Folge: kostoklavikuläres Impingement)
		II. Rippe dorsal eleviert/in Exspirationsdysfunktion	M. scalenus posterior	TFL		
		I.–IX. Rippe in Inspirationsdysfunktion	M. serratus anterior	LL		Scapula tiefstehend, lateralisiert, innenrotiert
		III.–V. Rippe in Inspirationsdysfunktion	M. pectoralis minor	TVAL		
		Einzelne Rippen in Exspirationsdysfunktion	Interkostalmuskulatur (kaudal betroffener Rippe)	LL		Husten, Rippenprellung, Non-Neutraldysfunktion BWK; Neutraldysfunktion BWK
		Kaudale Rippen in Exspirationsdysfunktion	M. serratus posterior inferior		M. iliocostalis lumborum	
		XII. Rippe in Exspirationsdysfunktion	M. quadratus lumborum, M. obliquus abdominis externus	TFL, LL	M. iliocostalis lumborum	Beckenstellung, posturaler Einfluss
		Einzelne Rippen in Inspirationsdysfunktion	Mm. iliocostalis thoracis und lumborum; Interkostalmuskulatur (kranial betroffener Rippe)	ORL, LL	M. rectus abdominis	Beckengürtel, untere Extremität

kausal
konsekutiv

Region	Symptom	Manualmedizinischer Befund	Betroffene Muskeln	Muskuläre Kette (n. Myers)	Relevante Antagonisten	Mögliche Begleitpathologie
	Lokaler und Bewegungsschmerz BWS	Einzelner BWK in Non-Neutraldysfunktion	Mm. multifidi und rotatores	ORL		Viszerosomatischer Reflexbogen, segmentbezogen
		Einzelner BWK in Neutraldysfunktion				Rippenblockierung auf Seite der Rotationskomponente
		Mehrere BWK in Seriendysfunktion	Mm. iliocostalis thoracis und lumborum	ORL	M. rectus abdominis	Oft in Nachbarschaft zu Non-Neutraldysfunktion (als Kompensation); statisches Problem
		Kraniale BWK in Non-Neutraldysfunktion (Th1–4)	M. rhomboideus	Spirallinie, TRAL	M. serratus anterior	Schulterpathologie, Rippen, Statik (Beckentiefstand ipsilateral)
LWS		L1 u./o. L2 in Non-Neutraldysfunktion zur verkürzten Seite, Ilium posterior ipspilateral	M. psoas	TFL		Niere, Kolon, Pankreas, Hüftgelenk; Beckentiefstand Ipsilateral
		L1 isoliert in Non-Neutraldysfunktion	Mm. multifidi und rotatores	ORL		Kolonpathologie (viszerosomatischer Einfluss)
		Seriendysfunktion LWS (neutral)	M. quadratus lumborum der Seite der Konkavität	TFL	Kontralateraler M. quadratus lumborum	Lokale LWS-Degeneration/ Wurzelreizsyndrom/Facettensyndrom, Fortleitung von unteren Extremitäten (postural)
		Non-Neutraldysfunktion LWK (meist L3 oder L4)	LatTrP M. quadratus lumborum auf Seite der Seitneigungskomponente	TFL		„Hexenschuss", Wurzelreizsymptomatik, Verhebetrauma
		L4 in FRS	Ilium anterior ipsilateral (über iliosakrale Bänder)			Fortgeleitet von unteren Extremitäten (ORL/LL), MfTrP Mm. gluteus minimus, iliacus und rectus femoris, Adduktoren
		L5 in ERS	Ilium posterior ipsilateral (über iliosakrale Bänder)			Fortgeleitet von unteren Extremitäten (ORL/LL), MfTrP Mm. gluteus maximus, psoas und ischiocrurale
Ilium		Anterior	M. rectus femoris	OFL	Ischiokruralmuskulatur	Kniepathologie, Senkfuß, Fibulablockierung (anterior/inferior)
		Anterior	M. erector spinae/M. quadratus lumborum	ORL/TFL	Bauchmuskulatur	LWS-Symptome
		Anterior/Inflare	Adduktoren; M. iliacus	TFL	Mm. gluteus medius und minimus, M. piriformis	Hüftpathologie, Kniepathologie, Senkfuß
		Anterior/Outflare	Tractus ilitotib./ M. tensor fasciae latae/M. obliquus internus abdominis, Mm. glutei medius/minimus	LL/Spirallinie/LL		Kniepathologie; IR-Dysfunktion MFK

kausal
konsekutiv

Region	Symptom	Manualmedizinischer Befund	Betroffene Muskeln	Muskuläre Kette (n. Myers)	Relevante Antagonisten	Mögliche Begleitpathologie
		Posterior	Ischiokruralmuskulatur	ORL	M. rectus femoris, Adduktoren	Plantarfasziitis/Achillodynie/ MfTrPs Wade; Fibulaköpfchen inferior
		Posterior/Inflare	M. psoas	TFL	M. quadratus lumborum	Hüftpathologie; Kolon, Niere, kleines Becken
		Posterior/Outflare	M. obliquus externus abdominis	LL	M. iliacus, M. gluteus medius, M. tensor fasciae latae	Rippen in Exspirationsdysfunktion/Inspirationsdysfunktion
			Ischiokruralmuskulatur, Fortleitung in Lig. sacrotuberale	ORL		Plantarfasziitis/Achillodynie/ MfTrPs Wade; Fibulaköpfchen inferior
			M. piriformis			
			Beckenbodenmuskulatur	TFL		Pathologie kleines Becken; nach Schwangerschaft und Geburt; Dammschnitt
ISG		Backward Torsion; S1 der betroffenen Seite superior und posterior	M. erector spinae und/oder M. quadratus lumborum ipsilateral, Lig. sacrotuberale kontralateral (ORL Bein), Ilium anterior ipsilateral (über LL Bein), M. iliacus, M. obliquus internus abdominis ipsilateral			
		Forward Torsion; S1 der betroffenen Seite anterior und inferior	Relatives Ilium posterior ipsilateral über ORL (Bein)			
Proximale Fibula		Anterior/superior	Tractus iliotibialis/M. tensor fasciae latae, M. vastus lateralis	LL/OFL	M. biceps femoris, Sprunggelenkextensoren	Ilium anterior mit MfTrPs im M. tensor fasciae latae und/ oder M. gluteus minimus; Ilium posterior über ORL; laterale Knieschmerzen
		Anterior/inferior	Sprunggelenkextensoren	OFL	M. biceps femoris	Knick-/Senkfuß; IR-Dysfunktion MFK
		Posterior/superior	M. biceps femoris	ORL	Sprunggelenkextensoren	Flexionseinschränkung Knie; Überpronation Sprunggelenk
		Posterior/inferior	Lateraler Gastroknemiuskopf/M. soleus	ORL		Achillessehnenproblematik; MfTrPs Wadenmuskulatur; AR-Dysfunktion MFKs Distale Fibula anterior nach Supinationstrauma; Extensionseinschränkung OSG, vermehrte Supination Sprunggelenk, Tendenz zum Umknicken

kausal
konsekutiv

Region	Symptom	Manualmedizinischer Befund	Betroffene Muskeln	Muskuläre Kette (n. Myers)	Relevante Antagonisten	Mögliche Begleitpathologie
OSG/ Fuß	(Peri-) Tendinitis Achillessehne	OSG-Extension bei gestrecktem Knie (M. gastrocnemius) oder gebeugtem Knie (M. soleus) eingeschränkt	M. triceps surae	ORL	Sprunggelenkextensoren	Knickfuß, MfTrPs Sprunggelenkextensoren; Verkürzung Plantaraponeurose
	Plantarfasziitis/Fersensporn		Plantaraponeurose, M. quadratus plantae	ORL	M. extensor digitorum brevis	Senk-/Spreizfuß; MfTrP M. quadratus plantae, M. extensor digitorum brevi (Antagonist); Mittelfußblockierungen
kausal konsekutiv						

Literatur

Barral JP, Pierre Mercier P. Lehrbuch der Viszeralen Osteopathie: Band 1 und Band 2. München: Urban & Fischer Verlag/Elsevier GmbH, 2016.

Böhni U, Lauper M, Locher H. Manuelle Medizin 1 und 2; Fehlfunktion und Schmerz am Bewegungsorgan verstehen und behandeln. Stuttgart: Georg Thieme Verlag, 2015.

Brandes R, Lang F, Schmidt RF. Physiologie des Menschen. 32. A. Heidelberg: Springer, 2019.

Chauffour P, Prat E. Mechanical Link: Fundamental Principles, Theory, and Practice Following an Osteopathic Approach. Berkeley, CA: North Atlantic Books, 2002.

Dowling DJ. Progressive inhibition of neuromuscular structures (PINS) technique. J Am Osteopath Assoc. 2000; 100(5): 285–286, 289–298.

Janda V. Manuelle Muskelfunktionsdiagnostik. 4. A. München: Urban & Fischer, 2000.

Kapandji A, Rehart S. Funktionelle Anatomie der Gelenke: Schematisierte und kommentierte Zeichnungen zur menschlichen Biomechanik. 6. A. Stuttgart: Georg Thieme Verlag, 2016.

Mense S, Simons D, Russell IJ. Muscle Pain: Understanding its nature, diagnosis and treatment. Philadelphia: Lippincott, Williams & Wilkins, 2001.

Myers TW. Anatomy Trains. 4th Ed. Amsterdam: Elsevier Verlag, 2021.

Schleip R. Lehrbuch Faszien: Grundlagen, Forschung, Behandlung. München: Urban & Fischer Verlag/Elsevier GmbH, 2015.

Stecco C. Atlas des menschlichen Fasziensystems. München: Urban & Fischer Verlag/Elsevier GmbH, 2016.

Travell J, Simons D, Simons L. Handbuch der Muskel-Triggerpunkte StA: Bd. 1: Obere Extremitäten, Kopf, Thorax; Bd. 2: Untere Extremität und Becken. München: Urban & Fischer Verlag/Elsevier GmbH, 2014.

Ullrich C, Hornig K. Praxisbuch Stoßwellentherapie. München: Urban & Fischer Verlag/Elsevier GmbH, 2020.

Register

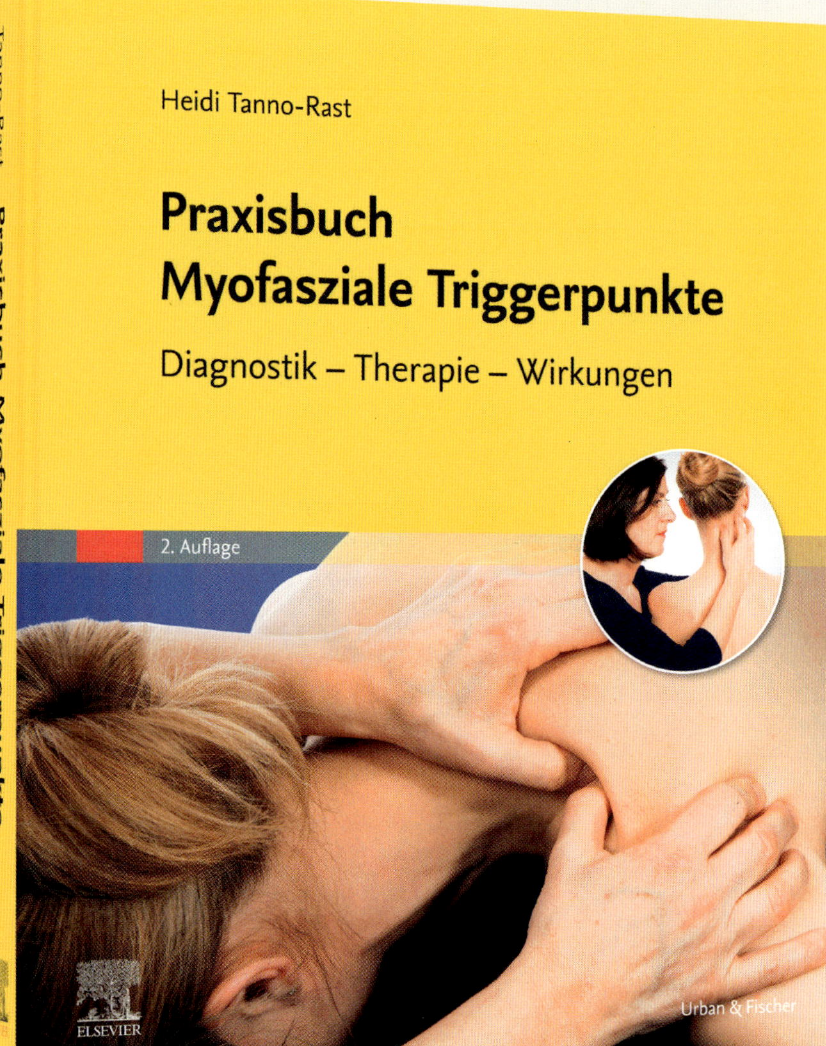
Heidi Tanno-Rast
Praxisbuch
Myofasziale Triggerpunkte
Diagnostik – Therapie – Wirkungen
2. Auflage
Urban & Fischer
ELSEVIER
Tanno-Rast Praxisbuch Myofasziale Triggerpunkte

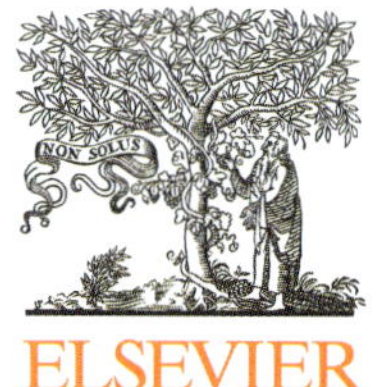
ELSEVIER